LE MÉDECIN

DES

SALLES D'ASILE.

IMPRIMERIE DE H. FOURNIER et Comp.,
RUE DE SEINE, N° 14.

LE MÉDECIN

DES

SALLES D'ASILE,

OU

MANUEL D'HYGIÈNE

ET D'ÉDUCATION PHYSIQUE DE L'ENFANCE ;

DESTINÉ AUX MÉDECINS
ET AUX DIRECTEURS DE CES ÉTABLISSEMENS,
ET POUVANT SERVIR AUX MÈRES DE FAMILLE.

PAR LE Dr L. CERISE,

MÉDECIN SURVEILLANT D'UNE DES SALLES D'ASILE DE PARIS.

..... Tibi itaque medicus sit prudens, justus, religionis cultor. (*Æmilius*, auctore L. Martini.)

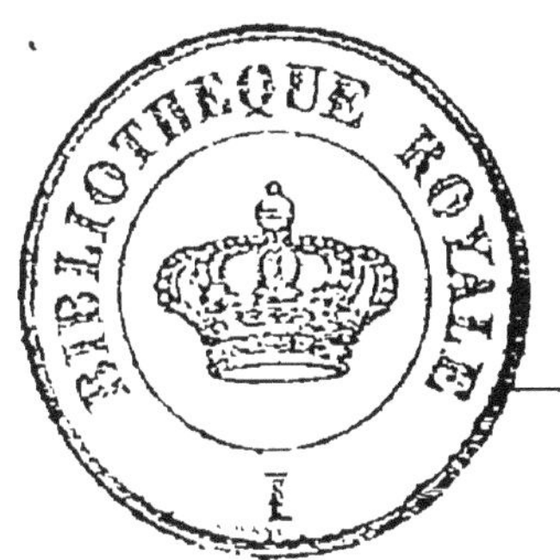

PARIS,

HACHETTE, LIBRAIRE DE L'UNIVERSITÉ,

RUE PIERRE-SARRAZIN, N. 12.

M DCCC XXXVI.

INTRODUCTION.

Appel aux hommes de bonne volonté en faveur des salles d'asile de l'enfance.

L'institution des salles d'asile pour l'enfance doit être considérée comme une œuvre de bienfaisance et comme une œuvre de prévoyance sociale. A ce double titre, elle ne doit pas seulement attirer l'attention des personnes charitables, mais encore celle des législateurs et des publicistes. C'est à ce double titre que l'on doit regarder cette institution comme étant une œuvre éminemment chrétienne.

En effet, l'enseignement chrétien ne se borne pas à prescrire le soulagement des infortunes présentes; il va plus loin, il nous prescrit une sollicitude constante et éclairée pour le perfectionnement moral, intellectuel et physique des générations qui nous suivent. Toutes les religions s'accordent à recommander la bienveillance envers ceux de nos semblables qui nous entourent; mais la religion chrétienne seule nous ordonne de travailler pour l'avenir des sociétés, seule elle nous a révélé le but de l'activité humaine, en vertu duquel nos actes doivent être des actes libres de dévouement et d'abnégation personnelle. Ce but est l'égalité morale de tous les hommes et l'unité humaine; ces actes sont une lutte continuelle contre les causes qui s'opposent à cette égalité et à cette unité. Le progrès n'est autre chose que l'avancement du règne de cette égalité et de cette unité, proposé par Jésus-Christ comme but de l'activité humaine.

Aimer Dieu c'est aimer les hommes, c'est travailler de toutes ses forces à les rendre meilleurs, plus éclairés, plus heureux; c'est consacrer ses efforts à les instruire de leurs devoirs, à leur assurer les moyens de les accomplir avec liberté et énergie. Telle est la morale chrétienne hors de laquelle il ne saurait y avoir que des velléités stériles et sans durée, que des désirs impuissans, hors de laquelle il n'y a que désordre et fatalité. Les sociétés n'existent et ne se développent qu'à la condition d'accepter et de pratiquer cette morale.

L'homme doit se dévouer aux œuvres utiles à l'humanité. Pour que ce dévouement soit possible et efficace, il faut cesser d'entretenir son enfance et sa jeunesse de ses droits aux jouissances de ce monde. On ne se dévoue qu'à la condition de combattre et de souffrir ; le sacrifice chrétien n'est pas autre chose. Nul encens ne s'élève au ciel plus agréable à Dieu ; l'hommage qu'il réclame est une œuvre d'amour et de charité. Quelle adoration, quelle prière, quelle contemplation valent une activité qui lutte contre notre égoïsme naturel, et qui le sacrifie à la fille de Dieu, à l'humanité! Aussi le christianisme condamne-t-il toutes les préoccupations égoïstes de l'homme, non pour livrer à la chair une guerre vaine et stérile, mais pour rendre notre activité sociale plus libre, plus puissante, plus féconde. L'homme ne peut servir deux maîtres, a dit Jésus-Christ. S'il est esclave de ses penchans personnels, comment pourra-t-il se dévouer à l'amélioration de ses semblables? Servir Mammon, servir le monde, servir la chair, c'est l'égoïsme. Servir Dieu, servir l'esprit, c'est servir l'humanité, c'est souffrir pour elle, c'est la charité. Voyez l'admirable chapitre treizième de la deuxième épître de saint Paul aux Corinthiens.

Qui le croirait! ce sont précisément les mêmes hommes qui renient le christianisme, ses principes et son dogme, comme *ayant fait leur temps*, auxquels nous devons, ces dernières années, un appel énergique à *l'amélioration morale, intellectuelle et physique du plus grand nombre*. Mais comment améliorer les hommes si les plus forts ne se dévouent pas aux plus faibles, les plus éclairés aux plus ignorans? et comment espérer ce dévouement, si l'on vient (au dix-neuvième siècle!) proclamer la nécessité de réhabiliter les droits de la chair, si l'on vient sans cesse proclamer la souveraineté de la raison individuelle? Le premier de ces principes funestes, destiné à porter la profanation dans le sanctuaire des familles, a été l'écueil contre lequel s'est brisée, avec une logique fatale, la secte saint-simonienne. Comme les juifs, les disciples de cette secte errent aujourd'hui dispersés dans le monde pour avoir renié la doctrine du Christ, et la plupart d'entre eux sont déjà infidèles à leur foi. L'autre principe, celui qui affirme la souveraineté de la raison individuelle, qui proclame les droits et la liberté de chacun comme le but de l'activité humaine, ne porte-t-il pas en soi le germe des plus fatales conséquences? L'esprit s'effraie à les compter et à les suivre dans leur logique..... Jetons un voile sur nos discordes civiles, et ne touchons pas un si triste sujet. Par une singulière contradiction, le parti auquel nous faisons allusion prêche aux hommes le dévouement, et il répand les doctrines qui le rendraient impossible aux générations qui les accepteraient.

Si tous les hommes, chacun dans sa sphère d'activité et d'influence, doivent se dévouer à l'amélioration morale, intellectuelle et physique du plus grand nombre, quelle ne doit pas être l'obligation des gouvernemens. Les directeurs sociaux doivent donner l'exemple du sacrifice et du dévouement, eux à qui la Providence a confié une plus grande puissance et de plus grandes facultés (1). Par leur impulsion puissante, les

(1) La théorie chrétienne de la hiérarchie et des obligations sociales émane d'un principe nouveau que J.-C. a affirmé en l'opposant au principe ancien.

« Vous savez, a dit J.-C. à ses apôtres, que ceux qui sont regardés comme les maîtres des peuples les dominent, et que les princes les traitent avec empire. Il n'en doit pas être de

gouvernemens seuls peuvent opérer des actes d'une immense portée, avec ensemble et unité, tandis que les citoyens sont impuissans à créer et à perfectionner des institutions fortes et durables. Malheur à eux s'ils méprisent le code suprême de l'humanité! L'évangile a des enseignemens pour le pouvoir, plus graves, plus terribles que pour les citoyens; car il sera beaucoup demandé à ceux à qui il aura été beaucoup donné.

Aux gouvernemens est imposée comme devoir l'initiative des améliorations sociales. Lorsque cette initiative est prise par les citoyens et que les gouvernemens résistent, il y a désharmonie, imperfection dans les essais, impuissance dans l'exécution. La persécution seule, cette fidèle

même parmi vous; mais si quelqu'un veut devenir le plus grand, il faut qu'il soit prêt à vous servir.

« Et quiconque veut être le premier d'entre tous, doit être le serviteur de tous.

« Car le fils de l'Homme même n'est pas venu pour être servi, mais pour servir et donner sa vie pour la rédemption de plusieurs. » *Ev. sel. S. Marc, ch.* x. 42, 43, 44.

C'est ainsi que J.-C. a subordonné les droits de la naissance, de la race, de la coutume, de la force, à l'obligation du dévouement, du sacrifice et du travail. C'est ainsi que, pour la première fois, a été posé ce principe : tout droit émane d'un devoir, et tout devoir consiste dans l'obligation d'un sacrifice.

compagne de la vertu, vient alors grandir l'œuvre commencée, et Dieu fait le reste.

Sous la restauration, les citoyens se virent obligés de s'associer pour prendre une initiative, dont le gouvernement paraissait fort peu se soucier, dans l'intérêt de l'instruction élémentaire. Dans ces sortes d'associations où, malheureusement, se glissaient toujours des hostilités plus ou moins perfides contre le pouvoir, celui-ci ne vit qu'un esprit d'opposition et d'attaque, ce qui arrivera toujours de gouvernans à gouvernés quand ils ne sympathiseront pas les uns avec les autres. La restauration ne résista pas ouvertement, mais elle suscita à ces associations mille tracasseries qui ne firent qu'envenimer les haines et dominer l'esprit de parti, là où devait se montrer un égal désir de faire le bien. Pourquoi vit-on les gouvernans et les gouvernés se montrer plus chatouilleux que dévoués, plus empressés de se nuire que disposés à se secourir mutuellement? La raison en est simple. Les uns et les autres se plaçaient en dehors de la morale chrétienne, hors de laquelle il n'y a pas de salut.

L'institution des salles d'asile a commencé sous d'autres influences. L'esprit de parti ne vint jamais troubler les travaux de l'association charitable qui lui donna naissance. Le dévouement chrétien se montra dans cette œuvre avec cette simplicité persévérante qui est le témoignage de la foi. L'amélioration morale, physique et intellectuelle du plus grand nombre fut aussi le vœu le plus cher de cette association. Elle eut de grandes difficultés à vaincre, les obstacles ne lui furent pas épargnés; mais elle montra en toute circonstance un esprit de conciliation et de charité qui finit par désarmer la résistance; son activité fut grande à l'œuvre sociale qu'elle préparait. A force d'abnégation personnelle et d'énergie morale, le triomphe fut assuré, et aujourd'hui la France voit tous les jours s'élever de nouveaux asiles pour l'enfance. Espérons que l'administration actuelle ne comprimera pas ces élans de charité chrétienne par les froides et stériles mesures d'une surveillance officielle. Nous avons une très grande confiance dans les bonnes intentions du ministre de l'instruction publique. Il n'ignore pas que le devoir des gouvernans est de seconder tous les efforts généreux, de leur tendre la main, et de ne se substituer au bon vouloir des citoyens que lorsque la moralité chrétienne l'exige. Espérons aussi que l'esprit qui préside à l'éducation des enfans des asiles, ne leur deviendra pas étranger dans les écoles primaires et secondaires, et que l'instruction ne fera que développer dans leurs ames les principes que l'éducation leur aura donnés.

Travailler à l'amélioration morale, intellectuelle et physique du plus grand nombre, c'est appeler toutes les classes de la société à la connaissance des devoirs communs, du but de l'activité commune, de la loi morale, en un mot, que tous doivent comprendre et pratiquer; c'est favoriser le développement des facultés de l'homme, afin que la sphère de son activité s'étende et que sa liberté soit dégagée des entraves qui peuvent l'enchaîner, afin que tous, ayant la connaissance du devoir commun et étant libres de l'accomplir ou d'y manquer, tous soient également responsables; afin que la société ne soit pas mise en demeure de se reconnaître complice des crimes individuels; afin que l'égalité chrétienne règne sur la terre.

En effet, aussitôt qu'un enfant vient de naître, il subit l'influence des circonstances dans lesquelles il se trouve. La société doit veiller sur lui afin que ces circonstances, si elles sont mauvaises, n'exercent pas fatalement leur funeste empire. La société doit aux enfans appui et protection comme elle doit aux populations des soins de salubrité et de prévoyance. Il n'en résulte pas que les enfans doivent être élevés en commun, aux frais de l'État, car l'État ne doit pas anéantir la famille, mais il en résulte que la société doit protéger l'avenir des enfans contre le mauvais vouloir, les mauvais sentimens, et contre la misère des parens. Il en résulte que l'État doit placer l'enfant dans des conditions qui lui permettent d'exercer un jour ses aptitudes naturelles, avec liberté, moralité, énergie, et d'être un membre utile à la société. Si au lieu de cela, elle laisse les générations se transmettre les unes aux autres le mal qui les dévore, avec les privations qui les font languir impuissantes, avec les exemples qui les pervertissent, avec les habitudes qui les abrutissent et les énervent, elle recèlera dans son sein toutes les misères de la condition sauvage, et elle devra se mettre en état de guerre contre elles, car ces misères susciteront quelquefois de terribles exigences. Une pareille société ressemblera à la plupart des cités anciennes, elle ne sera pas autre chose qu'une association d'assurance mutuelle des classes heureuses et éclairées contre les classes malheureuses et ignorantes. Ce sera ressusciter l'ancien esclavage, celui que Jésus-Christ est venu anéantir; car l'esclave est celui qui naît, vit et meurt comme un animal qui suit les impulsions de son instinct, sans pouvoir les régler au nom d'une loi commune, sans connaître le bien et le mal, sans libre arbitre, et qui ne transmet à ses enfans que les conditions de son existence animale, sans pouvoir leur laisser une pensée morale. Cet esclavage cesse dès l'instant où l'éducation morale est venue visiter l'enfant pour l'accompagner dans les premières années de son adolescence. La société qui est appelée à en retirer tous les avantages doit donc à tous ses membres une éducation commune, afin que le plus grand nombre ne soit pas dans la fatalité des mauvais penchans, qu'il ne soit pas voué, poussé fatalement au mal, dès sa naissance.

Les publicistes, les orateurs, les tribuns, les législateurs, les philosophes, tous les hommes qui ont répandu les enseignemens de la morale et de la politique, ont sans doute fait de grandes choses dans le monde; ils ont inscrit sans doute de bonnes maximes sur la table des lois, ils ont sans doute fait d'admirables révolutions dans les sociétés, ils ont même publié de fort beaux discours sur la nécessité de surveiller l'*instruction* de la jeunesse; mais pour l'éducation de l'enfance, ils ne s'en sont jamais occupés d'une manière sérieuse (1). Les grands hommes n'aiment

(1) Pourquoi sommes-nous obligés de signaler cette négligence coupable? N'est-ce pas parce que l'*instruction*, à laquelle les enfans ne sauraient en effet prendre une part active, a été mise

pas faire le bien sans éclat, sans bruit. Leurs vertus ne sont pas des vertus casanières, ce sont des vertus de place publique. Ils instituent des lycées pour l'adolescence, des académies pour la jeunesse, ils réclament des tribunes aux harangues pour l'âge mûr; ils font construire de grandes salles où les voix privilégiées puissent se faire entendre, et des temples où leur panégyrique puisse être prononcé avec éclat; mais les

partout à la place de l'*éducation* à laquelle l'âge le plus tendre ne peut rester étranger. C'est avec une vive douleur que nous avons vu, dans l'exposé des motifs d'un projet de loi présenté en 1836 à la chambre des députés, par M. Guizot, le développement de cette erreur déplorable qui confond toutes nos idées de psychologie et de morale, et en vertu de laquelle *la force intellectuelle* est proclamée *le premier élément de la force sociale.* Pour nous, déduisant des principes chrétiens d'autres conséquences, nous croyons que le premier élément de la force sociale n'est pas plus dans la force intellectuelle que dans la force physique, mais qu'il existe dans le *sentiment moral, chrétien et national;* nous croyons que la force intellectuelle et la force physique sont des instrumens propres à manifester de mille manières diverses ce sentiment commun et la libre activité humaine. Conséquens avec ces principes, que personne n'osera contester, nous affirmons que l'*éducation*, qui est l'enseignement de la morale, doit, dans la théorie et dans la pratique, précéder et diriger l'*instruction*, qui lui est inférieure, et qui doit lui être subordonnée. Il est évident, en effet, que l'éducation ou l'enseignement moral étant nécessaire à tous, pouvant et devant être la même pour tous, est le premier des devoirs de la société. Par l'éducation seule, les hommes sont excités à remplir les devoirs communs, petits enfans, ces êtres frêles, délicats, qui seront pourtant des hommes un jour, à quoi bon s'en occuper? Ils exigent tant de petits soins que les mères seules peuvent donner! Ce dévouement obscur et difficile n'est qu'une affaire de ménage trop peu retentissante. Aussi voyez les partis qui divisent la société et qui prétendent, chacun à sa manière, régenter la multitude et faire progresser l'humanité dans les voies de l'amélio-

à travailler pour l'utilité commune, à se sacrifier à l'intérêt commun. L'éducation est donc la base de toute association humaine. Comment comprendre après cela que l'instruction, à laquelle tous ne peuvent prendre une part égale, puisque les conditions nécessaires pour la recevoir sont loin d'être les mêmes, soit présentée comme le lien qui doit établir une *profonde sympathie entre les hommes.* Les diverses aptitudes intellectuelles de l'homme, ou pour nous servir de l'expression de saint Paul, « la diversité des dons de chacun », ne sont-elles pas, au contraire, des élémens de séparation entre ceux qui en jouissent, si elles ne sont pas dirigées vers « l'utilité commune », si avec la diversité de dons, il y a « diversité d'esprit » ? C'est donc à l'éducation commune que doivent remonter les lois, comme à la source de tout enseignement; c'est donc à l'éducation qui grave dans toute ame le sentiment des devoirs communs, que le législateur doit donner la première place, et non à l'instruction qui varie selon les aptitudes et les ressources de chacun, qui est nécessairement inégale, et qui, malgré *les plaisirs désintéressés et inépuisables* que des hommes privilégiés peuvent y trouver, n'a de valeur que par le sentiment moral en vertu duquel elle est dirigée.

ration morale, physique et intellectuelle; voyez ces partis qui réclament tous le droit de gouverner les hommes, de les éclairer, de les améliorer en un mot. Ils n'ignorent pas que les progrès sociaux, pour être obtenus, demandent qu'on s'adresse moins aux vives passions de la jeunesse qu'aux neuves impressions de l'enfance. Ils n'ignorent pas que l'éducation sociale doit s'emparer de l'homme aussitôt que ses yeux commencent à s'ouvrir à la lumière, aussitôt que sa sensibilité commence à se manifester, afin que les premières impressions soient en harmonie avec le but de la société, afin que chaque enfant devienne un homme sain, intelligent, éclairé, moral. Mais les partis ne descendent pas à de semblables détails; selon la maxime ancienne, *de minimis non curat pretor*. Les enfans sont trop faibles pour les porter au Capitole. Ils n'applaudissent pas; ils n'ont pas de passions, on ne peut agir sur eux qu'avec de lents et persévérans efforts, et ils ne donnent en définitive ni la puissance, ni la gloire. La jeunesse est passionnée, ardente, enthousiaste; elle s'abuse facilement; c'est à elle que les partis s'adressent, car elle donne la gloire et la puissance. Les partis sont pressés de jouir, ils n'oublient pas assez le présent dans leurs préoccupations de l'avenir des sociétés.

L'avenir! voilà l'inconnue du problème que cherche à résoudre notre siècle. C'est l'idole nouvelle qui semble rallier autour d'elle tous les dévouemens de la vertu, toutes les méditations du génie, toutes les rêveries de l'oisiveté. Il semble que le dix-neuvième siècle ait mission de donner au monde le dernier mot des sociétés. Né au sein des plus sanglantes agitations, poursuivant sa carrière dans les douleurs et les déchiremens, cherchant à travers les ténèbres un flambeau sacré qui l'éclaire, il offre en effet le spectacle d'un grand mystère qui s'accomplit.

Au milieu de tant d'agitations diverses, la vue d'une salle d'asile, avec ses petits enfans, avec sa discipline, avec ses jeux, est un spectacle qui réjouit le cœur. C'est là, sous ce toit modeste, dans cette étroite enceinte, que se prépare peut-être la solution du problème social qui coûte tant de larmes et tant de sang à ceux qui le cherchent ailleurs. Telles sont les espérances d'un vénérable ecclésiastique de Florence (1),

(1) Nous ne pouvons nous empêcher de citer les paroles suivantes, prononcées par M. Lambruschini dans une séance de l'Académie des Géorgophiles de Florence, paroles qui expriment à la fois un noble sentiment et une douce espérance. Chargé de présenter à cette Académie un rapport sur les écoles de l'enfance de Crémone, créées par l'abbé Aporti, après avoir comparé les dépenses aux résultats déjà obtenus, il s'exprime ainsi :

telles sont aussi les nôtres. J'inviterais volontiers les hommes qui s'agitent dans les hautes régions de la politique et de la philosophie, à venir avec moi, respirer quelques instans l'air calme et pur des asiles de l'enfance. J'inviterais surtout ces ames vertueuses, mais faibles, que le découragement a saisies, que les discordes civiles portent au doute et à l'indifférence, je les inviterais à partager avec moi les douces émotions d'une nouvelle espérance au milieu des enfans de nos asiles.

Puisse cet appel être écouté! Que tous nous apportent une portion de cette activité dévorante qui renouvelle le monde, que tous nous

« Celui d'entre vous qui voudrait dépenser un sou par jour sau« verait un enfant! Si sur cent personnes qui pourraient dé« penser chaque jour un sou en œuvres de charité, on en trou« vait seulement vingt qui voulussent l'employer à envoyer un « enfant pauvre à l'école de l'enfance, tous les pauvres enfans « de la Toscane seraient recueillis dans ces asiles charitables. « Toutes les familles des pauvres seraient soulagées La millième « partie de l'argent qui s'emploie en dépenses coupables, de celui « qui s'engloutit dans des œuvres de corruption, suffirait à pré« parer une nouvelle génération intelligente, industrieuse, mo« rale. Je vous l'avoue, ces réflexions m'oppressent l'ame; elles « m'égarent dans des pensées inquiètes et désolantes; elles me « rendraient presque ennemi des hommes, si je ne pensais que « la cause d'une telle indifférence pour le bien d'une partie si « intéressante de l'humanité n'est pas précisément la dureté de apportent une étincelle de cette brûlante ardeur qui remue les sociétés.

Publicistes, éducateurs sociaux, ne soyez pas étrangers à nos efforts. Nos vœux ne sont-ils pas les mêmes? Tandis que vous cherchez à améliorer les hommes en agissant sur les institutions, nous cherchons à les améliorer en agissant sur l'enfance. Vous parlez aux peuples, nous remontons à la source, nous parlons aux enfans. Vous voulez inscrire, sur la liste des lois, les mots de fraternité, d'amour et d'égalité, nous voulons les graver dans les cœurs. Vous demandez aux gouvernemens qu'ils se dévouent à l'amélioration morale, intellectuelle et physique du plus grand

« cœur, mais l'insouciance et l'isolement.... Dans l'histoire naturelle, on connaît une agrégation de parties sans organes, « sans centre commun, sans vie; elle s'appelle la *juxtaposition;* « voilà, je gémis de vous le dire, voilà l'image de la société mo- « derne, telle au moins qu'elle a été jusqu'à présent. J'espère « qu'elle cessera d'être ainsi... L'association est le seul remède « contre *cette tempête de la pauvreté et de l'énergie du peuple, qui* « *déjà gronde et va bientôt éclater sur nos têtes.* Associons-nous, « non pour combattre ce peuple, mais pour le soutenir, pour le « régénérer et nous en faire un ami...... » Tel est le langage du prêtre chrétien. Que ne pouvons-nous citer celui de M. l'abbé Aporti, le vénérable promoteur des écoles de l'enfance dans la Lombardie! Nous aimerions à montrer au clergé français les exemples qui lui sont donnés au-delà des Alpes, et qu'il s'empressera, espérons-le, de suivre.

nombre, nous nous hâtons nous-mêmes d'introduire cette amélioration dans les familles que la misère, le travail, l'ignorance, empêchent de diriger leurs enfans. Vous destinez le fruit de vos enseignemens aux générations futures, nous commençons par celles qui naissent et grandissent sous nos yeux. Vous agissez sur les masses, nous agissons sur chacun; nous prenons, pour ainsi dire, *un à un*, ces êtres qui, réunis, constitueront un jour le peuple, le véritable peuple. Vous voulez que les réformes s'étendent des sociétés aux individus, nous le voulons aussi; mais en attendant que vos vœux s'accomplissent, nous tâchons de diriger les individus de manière à rendre votre tâche plus facile et votre succès plus assuré. Puissions-nous nous rencontrer un jour sur le terrain de l'évangile, et l'œuvre sera accomplie!

LE MÉDECIN

DES

SALLES D'ASILE.

CHAPITRE PREMIER.

Caractère de l'Institution des salles d'asile. But et plan de ce Manuel.

Les salles d'asile doivent-elles être considérées comme *des institutions de charité*, destinées à recueillir les enfans de deux à sept ans que leurs parens ne peuvent surveiller? — Sont-elles *des institutions d'éducation commune*, destinées à recueillir des enfans de cet âge, afin de déposer dans leurs cœurs les germes des sentimens moraux qui doivent être communs à tous? — Peut-on les regarder comme des *institutions d'enseignement primaire?* — Voilà ce que l'on demande; voici ce que nous croyons pouvoir répondre :

Les salles d'asile sont à la fois des institutions de

charité et d'éducation commune. Elles ne sont point destinées à l'instruction primaire. Elles ne sont point destinées au traitement des enfans malades. Elles ne sont ni des écoles ni des hospices. Elles sont des *asiles* destinés à protéger les enfans contre les mauvais exemples et contre de funestes négligences. En un mot, elles ont pour objet l'éducation morale et l'éducation physique de l'enfance.

La création des salles d'asile a été d'abord une œuvre de charité, ayant pour but de réunir dans quelques salles communes, disposées à cet effet, les enfans qui croissaient abandonnés à tous les dangers dont plusieurs sont victimes : c'était en quelque sorte prendre l'engagement de songer à leur avenir (1). Pour cela l'éducation devait être la première des sollicitudes. Mais cette éducation devait être avant tout morale et physique; elle ne devait que secondairement appeler à son aide les notions élémentaires de l'enseignement primaire. De là le titre de *directeurs*, au lieu de celui de *maîtres*, qui a été donné aux personnes chargées de la surveillance des salles d'asile.

(1) Lorsque le gouvernement eut adopté cette institution, les personnes dévouées qui l'avaient créée et dirigée, dans leur persévérante charité, portèrent leur attention sur les enfans dont les parens viendraient à mourir, et elles se sont associées pour assurer l'avenir des orphelins.

Ainsi une œuvre de charité est bientôt devenue une œuvre de prévoyance sociale. Dès l'instant où elle a présenté ce caractère, le gouvernement, en France, en a été frappé; il a voulu intervenir : c'était son droit, nous disons plus, c'était son devoir, car les gouvernemens doivent prendre dans leurs mains la direction souveraine de toutes les institutions sociales et ne pas les laisser flotter au gré des volontés et des caprices individuels, comme on le voit en Angleterre, aux États-Unis, en Allemagne, etc. Ainsi, des efforts isolés de quelques personnes ont obtenu, par une longue persévérance, qu'une institution nouvelle fût créée et que cette institution prît une place dans les lois du royaume. Nulle autre, jusqu'ici, n'avait été destinée à assurer à tous les enfans une éducation et une direction communes. Que le gouvernement la conserve et la dirige dans l'intérêt de tous! Qu'il associe à la direction suprême qui lui appartient les bonnes volontés qui ont déjà fait tant de bien! Tel est notre vœu.

Nous venons, nous aussi, à la suite des personnes qui, par leurs travaux, ont contribué aux perfectionnemens et aux succès des salles d'asile, en Angleterre, aux États-Unis, en Allemagne, en Italie, en France, etc., payer un léger tribut à l'œuvre commune. D'autres ont publié des Traités concernant l'éducation morale de l'enfance, la tenue des salles d'asile, les dispositions réglementaires qui doivent y présider, etc.; nous venons ajouter à tant de livres utiles quelques pages supplémentaires qui concernent plus particulièrement l'éducation physique et la santé des enfans.

Notre but est de signaler toutes les circonstances qui doivent attirer l'attention des médecins des salles d'asile; celles qu'ils peuvent ignorer et celles qu'ils peuvent oublier. Nous tâcherons de mettre notre langage à la portée des personnes étrangères à la science, car nous désirons que plusieurs d'entre elles puissent comprendre et apprécier les recommandations que nous aurons à faire.

Notre plan est simple. L'ordre et les titres des chapitres l'indiquent suffisamment.

Il suffira de parcourir la table des matières pour s'apercevoir que nous n'avons pas seulement en vue d'appeler l'attention des médecins sur toutes les causes qui peuvent agir sur la santé et sur le développement des enfans en général, mais que nous désirons leur rappeler les soins qu'exige chaque enfant en particulier. Nous insistons sur cette distinction importante, avec d'autant plus de force que l'on est toujours porté, comme cela nous est trop souvent arrivé à nous-même, à montrer sa coopération par de vagues et générales observations qui simulent le zèle bien plus qu'elles ne le prouvent.

Ces observations générales, quand elles sont nettes et précises, sont bonnes, sans doute, mais peu de mois suffisent pour que les directeurs des salles d'asile les aient recueillies et associées aux autres devoirs de leur fonction ; et d'ailleurs elles peuvent être faites par tout le monde, elles sont familières à toutes les personnes qui s'occupent de ces établissemens et de l'éducation de l'enfance. Le médecin n'aurait donc qu'à se montrer quelquefois dans l'asile, à y passer quelques minutes ou à s'y croiser les bras. Telle n'est pas notre tâche. Nous ne devons jamais oublier que notre salutaire influence doit s'étendre sur tous les enfans des asiles. En considérant ainsi sa tâche, le médecin fera voir qu'il a parfaitement compris l'œuvre à laquelle il s'associe, et qu'il dépend de lui de la rendre efficace et féconde. Sans doute, il devra consacrer à cette œuvre un temps qui est souvent réclamé par le repos ou consacré à de plus douces obligations; sans doute il devra s'imposer quelques sacrifices, mais il doit savoir que le bien ne se fait réellement qu'à cette condition.

Nous n'avons d'autre désir que celui d'être compris par le plus grand nombre des lecteurs et d'être lu avec bienveillance par nos confrères. Il importe qu'ils connaissent tout ce qu'ils peuvent faire, afin qu'ils fassent tout ce qu'ils peuvent.

CHAPITRE II.

Coup-d'œil très rapide sur les phénomènes de l'organisation humaine, comparés avec les facultés de l'ame, et envisagés sous le point de vue de l'éducation.

Les instituteurs et les directeurs des salles d'asile devraient connaître les principales données de la physiologie, afin qu'ils pussent, dans une foule de circonstances qu'il est impossible de prévoir, diriger convenablement les enfans, réprimer leurs écarts, et concourir à leur développement moral, en même temps qu'à leur développement intellectuel et physique. Toutefois, nous n'écrivons pas seulement ce chapitre pour les personnes, étrangères à la science, qui sont chargées de l'éducation des enfans, nous l'écrivons surtout pour les médecins eux-mêmes, ce qui pourra paraître assez singulier au premier abord. C'est parce que nous savons comment les phénomènes de l'organisme sont étudiés dans les cours de physiologie, et comment les faits psychologiques sont présentés dans ceux de philosophie, que nous croyons pouvoir leur recommander de modifier les idées qu'ils ont pu acquérir à cet égard, quelles que soient d'ailleurs leur science et leur habileté personnelles. Les méthodes d'exposition scientifique varient avec le but qu'on se propose. Or, nous n'avons pas ici pour but de porter le moindre perfectionnement dans l'art de guérir, mais plutôt de contribuer au perfectionnement de l'éducation de l'homme; nous exposerons donc d'une manière conforme à ce but, avec la méthode que nous croyons la meilleure, les données principales de la physiologie et de la psychologie.

Les physiologistes ont étudié les phénomènes de l'organisation humaine, et ils ont appelé *vie* l'ensemble de ces phénomènes. La vie, ont-ils dit, est l'organisation en action; mais il n'a pu leur échapper que la vie était à la fois une et complexe; ils ont cherché à en classer les phénomènes pour simplifier l'étude de la science; ils ont dit qu'il y avait deux vies : la vie organique ou végétative, celle qui nous est commune avec les végétaux, et la vie animale ou de relation, celle qui nous est commune avec les animaux. Les phénomènes de la vie organique sont des phénomènes de pure conservation individuelle; ils se passent en nous sans que nous en ayons conscience; ils sont soustraits à l'empire de la volonté. Nous indiquerons plus bas ces phénomènes. Ceux de la vie animale sont perçus par la conscience, leur principal caractère est la sensibilité, et les mouvemens qui lui sont propres sont soumis à l'influence de la volonté.

Tel est le langage des physiologistes. Cette division est loin d'être complète; elle peut être bonne en histoire naturelle, mais en physiologie humaine elle est loin de comprendre tous les phénomènes de notre existence. Il y a dans l'homme un ordre de faits qui le séparent radicalement des animaux. Si la physiologie l'étudiait, comme il importerait de le faire, dans toute l'étendue de ses facultés, elle admettrait une troisième division, qui comprendrait les phénomènes d'activité et de liberté qui constituent sa vie spirituelle, sa vie *humaine* proprement dite. Ainsi nous dirons :

Comme condition d'existence de l'individu, *la vie organique* est la première; elle est d'une nécessité impérieuse; elle est commune à l'homme, aux animaux et aux plantes.

Comme condition de sensibilité et de mouvement, au sein des circonstances extérieures et au milieu de nos semblables, *la vie animale* joue un rôle indispensable; elle est commune aux animaux et à l'homme.

Comme condition de liberté et d'activité pour

l'homme ayant une foi morale à accomplir dans l'humanité, il y a nécessité d'une *vie spirituelle* ; l'homme seul en est doué. La vie animale et la vie organique sont subordonnées à celle-ci; si elles fonctionnent autrement que comme instrumentalités de la vie spirituelle, elles cessent de manifester l'homme, elles montrent l'animal. Sans les sentimens qui appartiennent exclusivement à la vie spirituelle, les besoins organiques et animaux domineraient ; avec eux le désordre, l'égoïsme, l'immobilité. Les sociétés seraient des troupeaux d'hommes guerroyant entre eux.

Le phénomènes de la vie organique ont lieu, comme nous l'avons déjà dit, sans que nous en ayons connaissance : ainsi la circulation du sang, celle des autres humeurs, l'absorption, la digestion, la contraction musculaire, les productions de la chaleur, la nutrition, les sécrétions, etc., sont des phénomènes dont nous ne sommes pas avertis ; mais lorsque ces phénomènes sont désordonnés, ils donnent naissance à des sensations et à des besoins qui entrent dans le domaine de la vie animale; alors les besoins généraux de l'économie, jusqu'alors inaperçus, viennent se faire sentir dans des organes particuliers. La déperdition des principes nutritifs vient s'annoncer à l'estomac; on dit alors qu'on a faim. Le besoin de réparation des principes séreux vient s'annoncer au pharinx, dans la gorge, on dit alors qu'on a soif. La déperdition de l'oxigène vient s'annoncer dans les poumons, on éprouve alors le besoin de respirer; l'excès ou le défaut de chaleur demande une modification dans les vêtemens et dans la construction des habitations, etc.; il y a donc *faim*, *soif*, besoin de *respirer*, besoin de *se couvrir*, de *s'abriter*, de se *reposer*, de *dormir*, de *se mouvoir*, etc. C'est ainsi que les phénomènes de la vie organique, pour persister, donnent naissance à des sensations, et ces sensations sont des besoins qui appellent impérieusement, fatalement leur satisfaction, dans l'intérêt le plus pressant de la conservation individuelle. Ces sensations sont perçues chez les animaux comme chez l'homme par un centre nerveux : converties en besoins impérieux, elles déterminent dans l'organisation qui les éprouve des mouvemens propres à les satisfaire. Ces mouvemens sont plus ou moins compliqués, selon les circonstances et selon l'organisation dont l'animal est doué.

Dans toutes ces sensations et dans tous ces mouvemens, dont le caractère est une communauté de manifestations entre l'homme et les animaux, le rôle de l'ame doit être regardé comme nul; il faut chercher les phénomènes de l'esprit dans les manifestations qui sont propres à l'homme. Par cette méthode, qui est la meilleure, on évitera les confusions étranges qui règnent dans le langage et dans les idées des physiologistes et des philosophes. Nous insistons sur ce point, et nous y reviendrons.

Il est encore dans l'homme et dans les animaux d'autres besoins qui leur sont communs et qui jouent un très grand rôle dans leur vie. Ce sont les diverses impulsions intérieures qui les poussent à agir instinctivement ; ces impulsions prennent le nom d'appétits, de penchans, de sentimens, d'aptitudes, selon le but auquel elles tendent.

L'instinct de conservation se place en première ligne. L'appétit sexuel, l'amour de soi, l'amour-propre, l'amour de la domination, le penchant à la construction, aux combats, à l'attachement, à l'imitation, les besoins d'expression, les aptitudes de sympathie ou d'antipathie, etc., sont des forces instinctives dont l'activité est due à l'organisation nerveuse centrale qui transmet à la circonférence des mouvemens appropriés.

Considérés du point de vue physiologique, ces appels instinctifs et l'organisme qui les produit sont destinés à atteindre un but qui est toujours la satisfaction d'un égoïsme, soit dans un intérêt de jouissance, soit dans un intérêt de conservation.

Envisagées sous le point de vue moral, dans l'ordre des phénomènes de la vie spirituelle, dans l'homme qui est libre, ces impulsions organiques doivent être réglées dans un but extérieur à l'individu, dans un but religieux ou social. Ici devient manifeste la transition des phénomènes de la vie animale à ceux de la vie spirituelle, en même temps que la différence entre l'homme et les animaux.

Lorsqu'un besoin se fait sentir, lorsqu'un penchant se manifeste, l'animal court aveuglément à la satisfaction réclamée; l'opération qui a lieu dans son organisme, entre le moment de l'impulsion et celui de l'acte, s'exécute rapidement, automatiquement, en vertu de la correspondance logique de plusieurs organes nerveux, correspondance qui est d'autant plus prompte et plus aisée que l'habitude en a été plus grande. — Rien ne vient, dans l'animal, nommer cette impulsion; aucune puissance n'intervient pour la contrôler; l'acte a lieu sans qu'un jugement soit porté sur son mérite. L'homme, s'il subit cette fatalité, abdique son rang : sa place est alors marquée parmi les animaux, car il ne manifeste que les phénomènes de la vie organique et ceux de la vie animale dont l'ensemble résulte de la matière organisée et vivante, et constitue la vie matérielle de l'homme.

Il y a donc, chez l'homme, nécessité de l'intervention de l'esprit. Par l'esprit, le besoin et l'impression qui nous agitaient prennent un nom, ils deviennent un désir, le but en est apprécié, la moralité en est déterminée et sentie, les mouvemens de l'organisme propres à l'atteindre sont dirigés, arrêtés ou modérés. La volonté, en un mot, manifeste alors la liberté qui est l'attribut de l'esprit.

Le rôle de l'esprit, dans l'homme, ne consiste pas à subir la loi de variété et de successivité qui est propre à la matière; il consiste, au contraire, à imprimer à celle-ci l'unité qui est en lui, en faisant concourir à un but spirituel les manifestations de cette variété et de cette successivité. L'esprit de l'homme n'a donc pas été créé pour subir les conditions de la matière, car alors il cesserait d'être, mais il a été créé pour en régir les mouvemens en vertu d'un désir qui lui est inhérent. Ce désir est donné et révélé par Dieu à l'esprit de l'homme.

Le désir de l'esprit est en contradiction avec les impulsions animales; celles-ci ne demandent qu'à être satisfaites isolément et successivement, quoi qu'il arrive; la fatalité est leur partage; celui-là a un but auquel tous les autres buts sont subordonnés, auquel toutes les tendances organiques doivent être soumises. Ce désir demande à être satisfait, mais pour que cette satisfaction ait lieu, il faut qu'il règne souverainement sur les impulsions animales, qu'il lutte contre elles et qu'il les subjugue. Toute manifestation contradictoire à ce désir est coupable, car elle nie virtuellement la puissance spirituelle qui constitue l'homme et qui en fait un agent libre et responsable des volontés de Dieu. Pour que l'homme ne s'égarât pas dans les routes qui doivent conduire à la réalisation de ce désir, Jésus-Christ a manifesté, par ses enseignemens et par sa vie, le sacrifice et l'amour. Il a été, comme le dit saint Jean, *la parole venue au monde pleine de grâce et de vérité.*

La réalisation qu'il appelle est placée en dehors des conditions de l'existence actuelle et individuelle; elle appartient à la loi du progrès, en vertu de laquelle sont réglées les destinées de la création, elle appartient à l'avenir. C'est en ce sens que ce désir devient la source des obligations et des devoirs, en opposition avec le droit qui est renfermé dans les conditions de l'existence individuelle.

De ce point de vue élevé, si nous redescendons vers les impulsions de la vie animale, nous verrons que le mal règne là où le désir révélé n'a pas pénétré, car là ont leur empire les entraînemens de l'organisme avec leur fatalité, avec la versatilité qui les caractérise, avec le néant qui les suit. La grâce divine n'est autre chose que ce désir élevé à un haut degré de puissance dans une ame chrétienne (1).

(1) Les pages qui précèdent font partie d'un article qui a été inséré dans un journal de morale et de philosophie, *l'Européen*,

Quelle conclusion devons-nous tirer de ce que nous venons de dire? Nous conclurons que l'homme est un être doué d'une activité spirituelle et d'une instrumentalité charnelle; que l'éducation de l'homme doit, avant toute chose, porter dans tous les esprits l'enseignement moral; que les aptitudes organiques qui servent aux opérations de l'intelligence, qui donnent naissance à nos besoins et à nos penchans, doivent être réglées d'après cet enseignement; que l'éducation physique et intellectuelle, en un mot, doit venir au secours de l'éducation morale et ne jamais agir dans un but qui lui soit étranger.

Telles sont, pour l'éducation, les conséquences que nous devons tirer des principales données de la physiologie et de la psychologie. Passons maintenant à l'énoncé des principes qui doivent diriger les médecins dans leur concours à l'œuvre des salles d'asile.

et dont nous sommes l'auteur. Nous devons cet avertissement aux personnes qui pourraient nous accuser de plagiat.

CHAPITRE III.

Principes qui doivent diriger les médecins dans leur surveillance des salles d'asile.

Dans toutes les conditions de la vie, l'homme doit, autant que ses facultés le permettent, mettre son activité au service de ses semblables. Pour cela il doit s'exercer de bonne heure à lutter contre les préoccupations personnelles, afin de rendre plus facile la tâche qu'il est appelé à remplir. Cette lutte doit être présentée à l'enfance comme le premier des devoirs commandés par Dieu; elle découle en effet du précepte: Aime Dieu plus que toi-même. Par l'enseignement de la lutte chrétienne, l'homme apprend que sa nature est rebelle, il devient juge de sa faiblesse, il est sans cesse averti du besoin d'invoquer l'aide de Dieu; de là naissent la piété qui fortifie et l'humilité qui édifie, et l'enfant, devenu homme, sera sévère envers lui-même, indulgent et doux envers les autres. Par l'obligation de cette lutte, le sentiment moral, accessible aux plus petits enfans, s'établit dans leurs cœurs. De là résulte, dans l'éducation, cette égalité et cette unité nécessaires devant les égales prescriptions de la loi et devant les égales condamnations de la justice. De là résulte enfin cette responsabilité qui garantit la moralité de tous les hommes, et qui doit peser sur tous également.

L'égalité qui ne peut être espérée, qui n'est pas même à désirer dans l'instruction, doit, en fait d'éducation, être réclamée, recherchée et obtenue. Voilà une des graves pensées qui doivent présider à l'œuvre des asiles de l'enfance, qui est avant tout une œuvre d'*éducation commune*, morale et religieuse.

Nos confrères ne doivent pas oublier ce que nous venons de dire. Nous leur rappellerons encore que leur concours à l'œuvre des salles d'asile repose sur quelques principes que la lecture du chapitre précédent a déjà pu leur faire connaître.

Il importe que les médecins soient convaincus que l'organisme est un instrument à l'aide duquel l'homme est appelé, non seulement à exister pendant quelques années sur la terre, ce qui lui est commun avec les animaux. mais encore à agir librement, d'après les enseignemens d'une loi divine, dans un but qui est étranger à son organisme et qui lui survit. Il importe qu'ils soient convaincus que la santé et la force du corps doivent exercer leur sollicitude, moins comme conditions de conservation individuelle que comme conditions de vie spirituelle, de liberté, d'activité et de travail. C'est parce que l'homme, pour agir, pour agir sur lui-même et sur le monde extérieur, pour lutter chrétiennement, doit jouir de toutes ses aptitudes organiques, physiques et intellectuelles, que le ministère du médecin est moins une profession industrielle qu'un véritable sacerdoce. Si les médecins veulent donc sortir de l'ornière dans laquelle ils se traînent depuis les temps anciens, ils doivent comprendre que leur rôle ne consiste pas seulement à écarter de l'organisme humain toutes les causes qui tendent à lui nuire, à le faire souffrir, et qui le mettent en péril, mais encore, et c'est là le côté religieux et social de leur ministère, à connaître et à éloigner tous les obstacles qui peuvent entraver la liberté humaine dans les fonctions que chacun est appelé à accomplir. Ils doivent donc, au-dessus des devoirs et des intérêts qui les obligent à porter les secours de leur art partout où il y a un organisme souffrant, placer l'obligation qui leur commande de mettre leur science au service de la morale. Ils doivent, pour cela, connaître le rapports de l'instrument avec le but de l'activité humaine, ou en d'autres termes, ils doivent étudier et connaître les conditions organiques à l'aide desquelles l'activité de l'homme doit se manifester, et savoir comment ces conditions organiques peuvent être modifiées dans chaque individu, de manière à ce qu'il agisse dans la spécialité qu'il est appelé à exercer, avec liberté, moralité et énergie. Mais avant tout, ils doivent connaître le but commun de l'activité humaine, qui n'est autre chose que la loi morale, révélée par Dieu à l'homme, afin qu'elle lui fût un guide infaillible et assuré. Il est donc nécessaire qu'une foi vive, qu'un sentiment profond les anime et les dirige. Sans cette foi, sans ce sentiment, quelle sera la puissance qui les poussera vers de nouvelles découvertes, quelle sera leur règle dans leurs recherches? Comment pourront-ils, livrés à leurs forces naturelles, se dévouer, et se dévouer avec intelligence et persévérance à une œuvre dont ils n'ont à retirer aucun profit personnel, à un but auquel ils ne croient point ou qui leur est indifférent? Dans notre science, comme en toute autre chose, le meilleur moyen d'être inventeur et fécond, c'est d'être chrétien.

En énonçant nos pensées intimes à cet égard, nous sommes loin de prétendre jeter les fondemens d'une science nouvelle que nous appellerions volontiers *hygiène chrétienne*. Nous ne faisons qu'indiquer à nos confrères un sujet nouveau de savantes recherches, intéressantes à la fois pour la morale et pour la science, pour les nations et pour les citoyens, et impérieusement réclamées par les besoins de la société. Cette lacune nous semble trop grave pour que, dans un livre comme celui-ci, nous ne croyions pas devoir la signaler. Heureux, si à défaut d'émules mieux inspirés, nous parvenons à la remplir un jour (1).

Les médecins qui se consacrent à diriger l'éducation physique des enfans, si leur foi n'est pas aussi vive que cette œuvre le demande, doivent au moins ne pas douter que l'homme, dans tous ses raisonnemens et dans tous ses actes, est déterminé par un sentiment. Si le sentiment qui l'anime est bon, les opérations organiques de son intelligence seront sollicitées dans un but moral, et ses actes seront nécessairement des actes de dévouement; les instrumens de son intelligence et de sa volonté seront alors les *organes* du bien. Si le sentiment en

(1) « L'éducation physique est, selon moi, dit le docteur Friedlander, l'art de favoriser le développement différent dans les divers individus, et de perfectionner leurs organes et leurs dispositions, toujours *en rapport avec les agens qui nous entourent, et avec un état social plus civilisé.* » (DE L'ÉDUCATION PHYSIQUE DE L'HOMME. *Introduction.*) C'est ainsi, en effet, que l'éducation physique doit comprendre, à la fois, l'hygiène et la science du progrès social, qui est une science chrétienne.

vertu duquel il est appelé à agir est mauvais, les opérations organiques de son intelligence seront sollicitées dans un but immoral, ses actes seront nécessairement des actes d'égoïsme; les instrumens de son intelligence et de sa volonté seront alors les *organes* du mal. Convaincus de cette vérité, ils devront comprendre l'importance de l'enseignement chrétien qui doit présider à l'éducation des enfans, et se considérer eux-mêmes comme les auxiliaires de cet enseignement. Ils doivent donc, nous le répétons, regarder les diverses parties de l'organisme, moins comme des organes de jouissance et de conservation que comme des instrumens de lutte et d'action sur le monde extérieur. Ils doivent donc, dans l'œuvre des salles d'asile, se préoccuper moins de guérir les maladies des enfans que de disposer leur organisme à manifester plus tard, avec plus de liberté et de puissance, la morale qui leur aura été enseignée. Il importe donc que les médecins des salles d'asile, aient présentes à leur pensée les affirmations suivantes:

1° Les institutions des salles d'asile sont, avant tout et essentiellement, des institutions d'éducation, c'est-à-dire des institutions destinées à réunir les enfans de deux à sept ans, afin qu'ils y reçoivent le premier des enseignemens, l'enseignement moral et commun à tous, afin que leurs aptitudes affectives et intellectuelles soient réglées et dirigées vers le but de cet enseignement; afin que les obstacles organiques qui peuvent enchaîner la liberté humaine soient anéantis ou affaiblis.

2° Les enseignemens qui s'adressent à l'intelligence, y sont donnés moins pour les instruire que pour exercer les organes de leur intelligence, pour varier leurs exercices et occuper leurs loisirs. Pour cela, les notions les plus simples, celles qui se communiquent par les sensations répétées de l'ouie, du toucher et de la vue, qui s'acquièrent plus par l'habitude que par un travail intellectuel, sont les seules qui doivent leur être données.

3° Les soins qui y sont réclamés pour la santé des enfans n'ont pas pour but d'y guérir leurs maladies. Il ne faut pas confondre une salle d'asile avec un hospice, car en multipliant les devoirs, on court le risque de les accomplir mal. On ne doit pas oublier que ces institutions sont destinées à préparer l'avenir moral, intellectuel et physique, des générations qui viennent dans le monde, non pour hériter des misères des pères, mais pour recueillir leurs bienfaits. Les soins doivent y être tous hygiéniques, dans le sens le plus large de ce mot, et dirigés dans le but d'accroître l'énergie de leurs facultés, en écartant les obstacles qui peuvent leur nuire, et en appliquant les moyens propres à les développer.

4° La surveillance des médecins doit s'étendre non seulement sur les causes qui peuvent nuire à la santé des enfans, mais encore sur toutes les circonstances qui agissent directement sur leur système nerveux ou sur leur système musculaire, qui peuvent affecter leur sensibilité, l'exciter trop vivement, l'émousser ou l'engourdir; ils doivent surtout donner un soin tout particulier aux habitudes qu'il convient de réprimer ou de favoriser. C'est dans l'accomplissement de cette tâche qu'is doivent mettre à profit leurs connaissances sur la nature affective et intellectuelle de l'homme.

5° D'après ces principes il est évident que les médecins ne doivent pas seulement exercer leur surveillance sur l'éducation physique des enfans de l'asile en général, mais qu'il leur importe encore de surveiller chaque enfant en particulier. Ils doivent s'intéresser à chacun d'eux, et en faire l'objet, en raison des observations qu'ils auront faites, d'une attention particulière et de quelques procédés exceptionnels. Nous insisterons sur ce point, car nous en connaissons toute l'importance.

Tels sont entre les principes généraux qui doivent diriger les médecins des salles d'asile, ceux sur lesquels nous avons cru devoir appeler l'attention de nos confrères. Il en est plusieurs qu'il est inutile de leur rappeler, car ils doivent leur être sans cesse présens dans l'exercice de leur profession. Ils savent, en effet, aussi bien que nous, que les médecins dont la vie laborieuse et pénible est consacrée à soulager les souffrances humaines, s'ils ne sont mus que par des vues intéressées, se trompent souvent dans leurs calculs, en même temps qu'ils méconnaissent les vives impulsions de la charité, et qu'ils se refusent les douces joies qui en sont inséparables.

CHAPITRE IV.

Des attributions et des devoirs spéciaux des médecins des salles d'asile.

Le médecin d'une salle d'asile est maintenant averti que le premier des devoirs imposés par sa tâche, consiste 1° à ne soigner que les maladies dont le traitement peut se concilier avec la présence des enfans dans l'établissement, et avec les exercices qui s'y pratiquent; 2° à exercer une surveillance active et éclairée sur toutes les circonstances qui peuvent influer sur la santé et sur le développement des enfans. Son but doit être d'éloigner toutes les causes qui peuvent nuire à la santé et au développement physique et intellectuel des enfans, et de proposer toutes les modifications qui sont de nature à fortifier leur corps et à rendre leurs aptitudes plus actives. Pour atteindre ce but, le médecin doit :

1° Connaître les dispositions matérielles des salles d'asiles et les changemens que ces dispositions peuvent réclamer dans l'intérêt de la santé et du développement des enfans;

2° Connaître les dispositions réglementaires de l'asile touchant la distribution des heures de la journee, surveiller leur exécution, s'il les croit bonnes, et proposer les modifications convenables, s'il les croit nécessaires au développement et à la santé des enfans; il doit aussi réclamer des exceptions en faveur de quelques-uns d'entre eux, si leur état l'exige

3° Il doit examiner 1° les vêtemens et la propreté des enfans; 2° leur nourriture; 3° les tempéramens et la constitution de chacun d'eux; 4° leurs maladies habituelles et celles de leurs parens; 5° les maladies qui peuvent les atteindre dans l'asile; 6° les aptitudes affectives et intellectuelles de chacun d'eux, etc

4° Il doit écrire, dans un livre disposé à cet effet, les résultats de ces examens et de ces recherches. Dans ce livre, il indiquera les modifications qu'il convient d'apporter dans le régime dans les habitudes, dans les exercices des enfans en général, selon les circonstances, selon les saisons, etc., etc. Il aura soin en même temps d'indiquer les modifications qu'il convient d'apporter dans le régime, dans les habitudes et dans les exercices de chaque enfant en particulier. Il convient que le médecin les connaisse tous et puisse les désigner tous par leurs noms de famille.

Sous ces quatre chefs principaux nous groupons les attributions et les obligations diverses qui constituent l'œuvre de surveillance du médecin, et qui seront exposées dans les chapitres suivans. On sait que son attention doit se diriger sur toutes les circonstances qui peuvent agir sur l'organisation des enfans; on voit que ces circonstances sont nombreuses, et qu'elles s'étendent sur tous les exercices de l'asile. Les seules choses dont le médecin n'est pas tenu de s'enquérir, parce qu'elles regardent d'autres personnes, ce sont les principes qui président à l'éducation, ce sont le zèle ou l'habileté des directeurs. Sans doute ils doivent, s'ils ont des observations utiles à faire, s'empresser de les communiquer au comité de surveillance à qui il appartient de les juger; mais il doit, dans le compte rendu de ses visites, ne proposer aucune réforme qui n'ait pour but de favoriser les développemens organiques en vertu duquel l'activité humaine se manifeste librement. S'il désapprouve les principes qui président à l'éducation des enfans, et s'il n'est pas en son pouvoir de les changer, il fera mieux de se faire remplacer par un autre que de porter le trouble et la désharmonie là où doivent régner la paix et la concorde.

L'heure la plus propre pour les visites du médecin doit être celle de la récréation qui suit le petit repas de midi. Cette heure est celle que le médecin doit choisir de préférence lorsqu'il se proposera moins d'inspecter les exercices de l'asile que d'examiner tous les enfans en particulier. Il pourra, en choisissant cette heure, les observer individuellement, causer avec eux, questionner, sans les déranger de leurs occupations, les directeurs et les directrices sur les observations qu'ils auront eu l'occasion de faire; il pourra, en un mot, s'occuper activement et utilement des enfans sans interrompre les exercices qui se font dans la salle. Cette heure offre encore l'avantage de fournir au médecin l'occasion de surveiller la nourriture des enfans.

Avant d'entrer dans le développement que réclame le sujet que nous traitons dans cet ouvrage, nous croyons devoir transcrire ici les pages du *Manuel des fondateurs et des instituteurs des salles d'asile*, dans lesquels M. Cochin indique *les soins nécessaires à la santé et au développement physique des enfans* (1).

« § 248.... La lecture de ce qui précède doit avoir fait suffisamment comprendre que les enfans sont dans l'asile plutôt en continuel mouvement qu'en

(1) Extrait du *Manuel des salles d'asile*, par M. Cochin, 1 vol in-8°, pag. 201, § 248 et suiv. Chez Hachette, libraire, rue Pierre-Sarrazin.

continuelle étude; récréation du préau, évolutions gymnastiques, pantomime, gestes et langage par signes, tout entretient l'activité du corps en même temps que celle de l'esprit.

« Cependant il convient d'appeler l'attention sur quelques soins hygiéniques et sur les exercices corporels les plus convenables pour le jeune âge.

« Les enfans doivent vivre le plus possible au grand air et la tête découverte, toutes les fois qu'une maladie quelconque n'oblige pas à leur envelopper la tête d'un mouchoir. La casquette ne doit servir qu'en temps de pluie et pour circuler dans les rues. Le bonnet des petites filles doit servir dans les mêmes occasions que les casquettes des garçons; tête nue et cheveux longs de quelques pouces au plus, c'est l'habitude la plus favorable à la santé.

« 249.—L'air des salles d'asile doit être renouvelé souvent, et tous moyens de ventilation doivent être facilités; mais les enfans ne doivent jamais être laissés dans un courant d'air.

« L'eau qu'ils boivent doit être filtrée, et en été édulcorée de racine de réglisse.

« 250.—Il faut interdire toute espèce de rixe et de lutte grossière. Les meilleurs exercices, pendant la récréation, sont la course, le saut à petites distances, la marche en saut avec une corde, appelée vulgairement *le jeu à la corde.*

« 251. — On peut aussi disposer dans le préau une tête de bague d'où pendent plusieurs cordes, les enfans grimpent et s'y suspendent en tournant. Ce jeu est très usité dans les préaux des écoles d'Angleterre, parce qu'il représente un mât et des cordages, et offre, en ce point, l'occasion d'imiter les exercices fréquens et utiles de la population de ce pays.

« On peut aussi disposer de petits portiques ou barres parallèles, selon la méthode du colonel Amoros. Des portiques d'un mètre de haut, sous lesquels on place une forte couche de sable, permettent de se livrer sans danger à une sorte d'exercice d'agilité qui développe les forces musculaires.

« Les portiques et barres parallèles sont la partie la plus élémentaire de la collection de gymnastique du colonel Amoros. On peut voir cette collection dans son gymnase civil et militaire du parc de Grenelle, près la barrière de l'École militaire à Paris (1).

« 252. — Lorsque les localités procurent la facilité

(1) Le Gymnase civil et militaire est aujourd'hui rue Jean-Goujon, n. 6, Champs-Élysées.

de mettre un jardin à la disposition des enfans et de leur donner des outils de jardinage, les exercices auxquels ils se livrent alors ont les avantages de les intéresser beaucoup, et de développer à la fois leurs forces et leur intelligence; mais lorsqu'on ne peut leur offrir ce genre de plaisir, au moins faut-il leur livrer un préau sablé dans lequel ils puissent rester long-temps en plein air et s'adonner aux jeux et exercices qu'on vient d'indiquer sommairement.

« 253. — Les directeurs d'asile n'ont pas besoin d'être initiés à la connaissance des maladies, ils doivent s'abstenir de concourir à leur traitement. Il leur est expressément défendu de recevoir des enfans malades, et surtout ceux dont les maladies présenteraient un caractère contagieux. L'inspection de propreté qu'ils font tous les matins, avant leur entrée en classe (§ 228) doit avoir surtout pour objet de s'assurer de l'état de santé de leurs élèves. Dès qu'ils aperçoivent de la fièvre, des vertiges, des vomissemens, ou quelques autres symptômes alarmans, ils séquestrent immédiatement l'enfant et font avertir quelqu'un de sa famille pour qu'il soit repris, et que des soins lui soient donnés sans retard. Si la famille est absente, l'enfant sera enveloppé et couché sur un lit de camp, jusqu'à ce qu'on vienne le chercher. Lorsqu'ils aperçoivent des maladies qui peuvent se développer par le contact, comme la gale, la teigne, et toutes les ulcérations purulentes, ils se refusent à l'admission de l'enfant, jusqu'à ce qu'il soit guéri. Enfin ils s'efforceront de concilier les précautions que demande l'utilité du plus grand nombre des élèves, avec les soins réclamés par l'enfant atteint d'une maladie quelconque.

« 254. — Les directeurs d'asile demandent à l'administration municipale qu'un médecin leur soit désigné pour visiter l'établissement, et qu'un chirurgien leur soit également indiqué pour toutes les opérations qui peuvent réclamer des soins urgens, même en l'absence des parens.

« 255. — Le médecin ou le chirurgien désigné doit être considéré comme un des inspecteurs habituels de la maison ; il visitera la salle d'asile tous les jours, s'il réside dans la commune, et toutes les fois qu'il traverse le territoire, s'il n'y est pas domicilié. Les avis qu'il donne sur la santé des enfans seront par lui consignés sur le *registre d'inspection*, ou sur celui de *notes* dont on a parlé au n° 214. Ces notes seront communiquées aux parens. Les maîtres d'asile s'abstiendront de toute exécution d'ordonnance et de toute opération chirurgicale. »

Ces dispositions sont excellentes; elles servent en quelque sorte de programme à un réglement administratif touchant les besoins sanitaires des asiles en général; elles servent à indiquer aux directeurs les principales mesures de salubrité qui doivent être prises dans l'intérêt de la santé des enfans. Mais elles sont trop générales; elles n'éclairent pas les médecins sur leurs devoirs et sur la manière de les accomplir. Cette tâche, qui ne pouvait être celle du philanthrope qui a écrit le *Manuel* dont nous parlons, est précisément celle que nous nous engageons à remplir.

Il est un autre *Manuel* que nous devons faire connaître à nos lecteurs, c'est celui de M. l'abbé Aporti, fondateur des salles d'asile de Crémone, et qui a le premier doté l'Italie de cette institution. Dans la première partie de ce manuel, l'auteur indique les principales erreurs suivies dans les familles touchant l'éducation physique des enfans, et les règles à suivre pour les éviter, dans l'intérêt de leur santé et de leur développement. Les conseils qu'il donne sont judicieux et éclairés; mais ils sont destinés moins à initier les médecins aux détails qui doivent leur devenir familiers dans l'accomplissement de leur tâche, qu'à indiquer l'ensemble des précautions hygiéniques réglementaires, et à exprimer les avantages qui doivent résulter, pour les enfans en général, de la discipline des asiles. Ce manuel sera d'ailleurs mis à la disposition des lecteurs français, qui pourront y trouver de bonnes et utiles instructions sur la surveillance générale des salles d'asile. Toutes les personnes qui s'intéressent aux progrès de cette institution le liront avec plaisir et avec fruit.

CHAPITRE V.

Des dispositions matérielles des salles d'asile en général, et des modifications que le médecin doit y appeler, dans l'intérêt de la santé et du développement des enfans.

Toutes les salles d'asile doivent être construites et leur mobilier doit être disposé d'après un plan général, sagement conçu, que le médecin peut accepter comme entièrement conforme au but de cette institution. Voici les dispositions principales de ce plan, telles que les donne M. Cochin dans son *Manuel des fondateurs et des directeurs des salles d'asile* (1). Les médecins doivent les connaître afin de réclamer leur exécution lorsqu'ils le jugeront convenable. Nous ne transcrirons que celles dont la connaissance est indispensable aux médecins, et nous ajouterons les réflexions que l'exposé de ces dispositions pourra nous suggérer.

(1) Manuel cité, § III, Programme de la salle d'asile, etc., pag. 90 et suiv., § IV. Du mobilier de la salle d'asile, pag. 94.

« 75. La salle doit être proportionnée au nombre d'enfans à recevoir.

« 16 mètres de longueur sur 9 à 10 de largeur, forment la meilleure proportion possible pour recevoir deux cents enfans.

« On peut en recueiller trois cents dans les grandes villes; la salle s'étendra alors à 25 mètres de longueur sur dix de largeur.

« Dans les communes qui ne peuvent réunir qu'un nombre moindre d'enfans, la salle doit être proportionnellement plus petite; elle se réduit à 8 mètres carrés lorsqu'on ne peut réunir qu'une cinquantaine d'enfans. Un moindre espace ne permettrait pas les évolutions nécessaires à leur santé. »

Nous croyons que le nombre des enfans des salles d'asile ne devrait jamais s'élever au-delà de cent cinquante. Au-delà de ce nombre, non seulement la surveillance en est trop difficile, mais encore les conditions de salubrité seront en défaut. On nous objectera l'étendue des salles, et la ventilation qui y sera établie; mais, nous le demandons, est-il possible, dans ce cas, aux maîtres et aux maîtresses, de se faire entendre de tous les enfans? Songe-t-on aux efforts de poitrine qui doivent être faits pendant huit heures de la journée, et tous les jours de l'année, par les directeurs et par les directrices des salles d'asile? Et quand on sait que les femmes surtout sont appelées à l'éducation des petits enfans, peut-on les condamner à un exercice si violent et si continu? Nous rappelons sur ce point l'attention sérieuse de l'administration et celle des médecins, car la santé des directeurs des salles d'asile doit les intéresser; l'éducation des enfans exige que les maîtres ne soient pas dans l'impossibilité de remplir tous leurs devoirs, que leur voix puisse être entendue par tous les petits auditeurs, afin qu'ils ne se laissent pas aller au sommeil ou à des distractions. Il convient aussi, dans l'intérêt des enfans, que les maîtres ne soient pas souvent renouvelés, ce qui arriverait s'ils étaient dans l'impossibilité d'accomplir leurs devoirs.

« 76. La salle doit être au rez-de-chaussée, afin que les enfans et surtout les plus petits, soient garantis de tous les dangers de chute auxquels ils sont exposés dans les escaliers.

« Elle doit être planchéiée, ou airée en salpêtre battu comme une aire de grange. » L'humidité du rez-de-chaussée rend cette disposition indispensable, surtout dans nos climats.

« 77. Elle doit recevoir l'air, et s'il est possible, la lumière de deux côtés, pour qu'un courant naturel permette de renouveler souvent l'atmosphère que les enfans respirent, et pour que le soleil puisse faire pénétrer, à plusieurs heures du jour, son influence salutaire.

« Il est à désirer que la base des fenêtres soit élevée à deux mètres au moins au-dessus du sol, pour que les enfans n'aient à recevoir aucune distraction du dehors, et que les cordes qui font mouvoir ces fenêtres soient placées au-dessus de leur portée.

« Si les fenêtres ont la disposition ordinaire, il faut se borner à blanchir les carreaux inférieurs, et à rendre mouvante une partie du châssis ou du vitrage, pour qu'on puisse donner de l'air sans ouvrir les fenêtres à la hauteur des enfans.

« Si l'on ne peut établir des courans d'air par des ouvertures correspondantes aux deux côtés de la salle, il est à désirer au moins que des ventilateurs puissent être pratiqués, soit dans le plafond, soit dans les parties basses, opposées au côté où se trouvent les fenêtres. »

Dans ce dernier cas, les enfans doivent être à l'abri de ces courans. — Nous aurions à proposer une règle générale relativement aux fenêtres. Nous désirerions qu'elles ne fussent jamais établies sur le côté de la salle qui est opposé aux enfans, lorsqu'ils sont sur le gradin. Ces fenêtres, surtout lorsqu'elles sont exposées au midi, deviennent à la longue une circonstance nuisible à la vue des enfans; leurs yeux trop excités et déjà trop souvent malades, en sont trop vivement excités. La lumière qui vient de côté ou de derrière, celle qui vient du nord surtout, est la plus douce pour les enfans.

« 78. La salle d'asile peut être ronde, elliptique ou rectangulaire : ces diverses formes se prêtent également bien aux évolutions.

« 82. A côté de la salle doit être un préau ou cour sablée. Cette dépendance est indispensable pour des enfans qui doivent passer au grand air les deux tiers de la journée. »

Nous regrettons qu'il ne soit pas fait ici mention d'une pièce assez vaste pour servir de préau pendant la mauvaise saison. La même salle ne saurait être propre, même en hiver, aux exercices et à la récréation. L'espace occupé par le gradin et par les bancs immobiles ne serait pas assez libre : au reste, ces préaux existent dans quelques-unes de nos salles d'asile de Paris. Il serait à désirer qu'on les fît plus grands et que, n'étant pas chauffés, ils fussent disposés de manière à ne pas offrir les tristes inconvéniens de l'humidité.

« 84. Près de l'entrée de la classe, dans un lieu sain, aéré, de facile accès, de facile surveillance, doivent être placés des cabinets d'aisance dallés en pierre, et disposés de manière à ce que les enfans ne puissent ni s'y asseoir, ni s'y précipiter; un orifice étroit, longitudinal, en forme de trémie, est convenable pour cette destination.

« 87. Un poële, entouré d'une grille ou balustrade en fer ou en bois, d'un mètre au moins de hauteur, pour que les enfans ne puissent pas approcher de la porte d'aspiration ni recevoir l'influence immédiate des bouches de chaleur (1).

« 99. A l'extérieur, doit se trouver un hangar ou auvent pour abriter les enfans dans les temps de pluie.

« Si ces hangars ou auvens peuvent être fermés et chauffés, ils serviront de préau l'hiver. »

Ces auvens ou hangars doivent être disposés de manière à donner en même temps le plus d'ombre possible. Il serait bon qu'ils fussent établis le long du mur méridional de la cour, afin que l'ombre soit plus aisément obtenue. Cette mesure est nécessaire dans les cours qui ne sont pas ombrées par des arbres.

« 102. Sous l'auvent peuvent être établis aussi un ou deux lits de camp pour les enfans qui sont surpris par le sommeil. »

(1) Ces précautions sont nécessaires. Il est arrivé que des enfans ont couru de grands dangers parce qu'elles n'avaient pas été prises. Il serait à souhaiter que les poëles fussent disposés de manière à ce qu'on pût faire chauffer en peu de temps une certaine quantité d'eau nécessaire pour des cas où il serait urgent de mettre un enfant dans un bain.

Ces lits de camp sont nécessaires aussi, plus peut-être dans les salles que sous l'auvent; car le sommeil est plus difficile à vaincre pendant les exercices du gradin que pendant la récréation. Au reste, c'est surtout pour les enfans indisposés que ces lits sont nécessaires, et il est bon qu'ils soient dans la salle, qui est la seule pièce chauffée pendant l'hiver.

« 103. Enfin dans le préau sont très convenablement placées quelques barres suspendues à 1 mètre environ de hauteur, pour faciliter les jeux gymnastiques proportionnés à l'âge des enfans admis dans les asiles.

« 104. Plusieurs baquets ou jattes pour recevoir de l'eau, une cinquantaine de sébilles en bois ou gobelets d'étain, pour servir de bols et de tasse aux enfans. »

Nous croyons qu'il serait très utile d'avoir trois ou quatre baquets pour faire prendre aux enfans des bains froids pendant l'été. Dans une salle qui contiendrait cent enfans, en en baignant quatre par jour, pendant les heures de la récréation, il arriverait que chaque enfant serait baigné une fois par mois, lorsque les conditions atmosphériques le permettent. Une baignoire serait aussi très utile pour les bains extraordinaires qui seraient jugés nécessaires par le médecin.

« 105. Quelques tabliers de toile de plusieurs

tailles, pour envelopper et recouvrir les enfans qui seraient trop mal vêtus. »

On pourrait ajouter d'autres vêtemens indispensables qui seraient mis à la disposition des salles d'asile par les associations de charité, et qui ne seraient donnés aux enfans que dans le cas de pauvreté extrême ou de maladies graves.

En voici assez sur ce sujet. Les médecins ou les directeurs des salles d'asile, en ce qui les concerne, pourront réclamer de l'administration les objets que l'expérience leur fera regarder comme utiles et nécessaires.

CHAPITRE VI.

De la distribution des heures de la journée dans les salles d'asile, et de la surveillance que le médecin doit exercer sur l'exécution des dispositions réglementaires.

Comme toutes les salles d'asile sont soumises à un certain nombre de dispositions générales qui leur sont communes et dont l'expérience a déjà pu démontrer les avantages, nous aurons peu de choses à dire à l'égard des modifications que le médecin peut y appeler. Ces dispositions ont été sagement établies. Elles tendent à circonscrire l'œuvre des asiles dans les limites dont elle ne doit jamais s'écarter, et elles embrassent l'ensemble des attributions et des devoirs à remplir à l'égard des enfans. Toutefois, comme c'est en vertu de ces dispositions que les rapports des enfans entre eux et avec leurs maîtres sont réglés, et comme elles président à l'emploi de chaque jour et de chaque instant de la journée, il importe que le médecin les connaisse, soit pour les modifier dans certaines circonstances, soit pour en surveiller l'exécution dans tout ce qui concern ses attributions. Nous allons donner un résumé d l'emploi du temps dans les salles d'asile, depuis l'ar rivée des enfans jusqu'à leur départ, afin de signale les circonstances dans lesquelles l'intervention d médecin peut être nécessaire et utile.

Les enfans arrivent le matin à l'asile, conduit par leur mère, par une sœur ou par un frère, o par des voisins obligeans. L'heure de leur arrivé varie selon les localités et les distances, ou selon le habitudes de chaque famille. En général elle peu être fixée à neuf heures en été, et à dix heures e hiver. Il serait à désirer que tous, soit en hive soit en été, fussent arrivés à neuf heures. Le mé decin pourrait faire recommander aux parens d'a mener plus tôt leurs enfans qui sont, ou faibles o très mal logés. Lorsque le temps est beau, ils pour raient respirer l'air frais du matin, dans le préau sa blé ou dans le jardin.

Les enfans apportent avec eux dans de petit paniers leurs provisions pour un ou deux repas Ces paniers leurs sont enlevés pour être déposés su des tables disposées à cet effet. Quelquefois ces pro visions sont de mauvaise nature; elles sont en général trop abondantes, rarement elles sont insuffisantes. Il importe de s'enquérir de ces circonstances et d'y remédier. Le médecin fera bien de solliciter en faveur des enfans le concours de ses amis, afin de substituer, dans certaines circonstances, une alimentation plus convenable à celle qui leur est donnée habituellement, et qui pourrait ne pas leur convenir.

Avant que les personnes qui ont conduit les petits enfans à l'asile soient parties, le directeur ou la directrice doivent examiner leurs mains, leur figure, et s'assurer que tout est bien propre. S'il y a quelques reproches à faire, ils ne doivent pas les épargner, afin que les soins de propreté, de la part des parens, soient regardés comme une condition indispensable à l'admission de leur enfant dans la salle d'asile. Le médecin doit observer si cette obligation a été remplie, ou si l'omission des parens a été réparée.

Le plus grand nombre des enfans étant arrivé, la prière a lieu. Il est neuf heures du matin. La prière dite en commun doit être courte, simple, et dégagée de toute expression dogmatique. Les prières moins simples leur seront enseignées dans les écoles primaires, à un âge moins tendre.

Une demi-heure s'écoule et les évolutions commencent. Celles de la marche occupent au moins un quart-d'heure ou une demi-heure, selon le nombre des enfans. Ces évolutions exercent leurs forces, elles reposent leur tête et les préparent à suivre avec attention la répétition de lecture qui a lieu par pelotons groupés en cercle devant des tableaux. Ces exercices de lecture durent une demi-heure environ, ensuite les enfans marchent encore pendant quelques minutes, puis on leur fait former le carré, après quoi on rompt les rangs (1).

« Il y a alors une demi-heure de récréation pendant laquelle on doit avoir soin de les faire sortir deux ou trois à la fois pour se rendre aux lieux d'aisance. Il n'est pas toujours facile d'introduire de la régularité à cette occasion, cependant elle est désirable pour la santé des enfans.

« A onze heures, les enfans se rassemblent de nouveau sur un signal donné et ils retournent sur le gradin. Là il faut prendre garde de laisser croire aux enfans qu'on joue avec eux. Rien n'est plus dangereux que de prétendre enseigner en jouant. Il faut que l'enfant apprenne de bonne heure à plier ses caprices à la règle, se soumettre et obéir. On ne doit pas leur cacher cette loi de nécessité à laquelle sans cesse ils se heurteront dans la vie ; mais on doit les habituer de bonne heure à la subir. Le plaisir ne doit pas leur être proposé comme un but; ils doivent apprendre de bonne heure à faire leur de-

(1) Ces détails sur l'emploi du temps sont en grande partie extraits d'une brochure intitulée: *Instruction élémentaire pour la formation et la tenue des salles d'asile de l'enfance.*

voir, afin que la lutte qui leur sera nécessaire dans la vie leur soit plus facile. » C'est à l'égard de ces dispositions, en général si sages et si importantes, que nous réclamons de la part du médecin un discernement utile, en faveur de quelques exceptions. Il ne faut pas laisser les enfans juges de l'opportunité des devoirs qu'on leur impose, mais il importe que ce jugement soit porté par les personnes qui s'en occupent dans l'intérêt de leur avenir. Il est des enfans faibles, souffrans ou convalescens, qu'on peut soustraire à la règle commune pour les laisser en liberté respirer un air plus pur ou se reposer. On ne peut traiter les enfans de deux à sept ans avec la même rigueur que ceux qui ont dépassé cet âge, mais il faut que les mesures exceptionnelles ne nuisent en rien à la règle commune.

« Cette seconde séance sur le gradin est occupée par quelques exercices d'imitation qui puissent commencer à captiver l'attention des enfans. Le maître placé en face d'eux leur fera reconnaître et lever successivement le bras droit, le bras gauche, les dix doigts de la main, et indiquer le nez, les yeux, la bouche, le menton, etc. On doit éviter d'aller au loin chercher les matières d'enseignement, car il ne faut pas perdre de vue l'âge des petits élèves. » Ces avis sont sages. Le médecin doit savoir s'ils sont suivis, car il importe que les enfans ne soient pas tenus de réfléchir et d'être attentifs au-delà de leurs forces.

« Après avoir rendu les élèves attentifs par l'imitation de quelques mouvemens et les questions élémentaires qui s'y rattachent, le maître commencera ses entretiens sous forme de conversation. Il racontera une petite histoire, et il questionnera les enfans sur le récit qu'il aura fait, afin de savoir s'ils ont compris ce qu'il a dit. Un dialogue s'établira entre le maître et les élèves, au milieu du calme et du silence qui doivent être sans cesse recommandés et qu'il est important de toujours obtenir.

Cette conversation, qui a duré une heure, finit à midi. Un signal fait quitter le gradin. C'est alors l'heure du repas. Les enfans vont s'asseoir sur les bancs rangés sur les côtés de la salle et ils reçoivent la portion destinée à chacun. S'il y a des enfans dont l'état de santé exige des précautions, il est bon de les surveiller et de les empêcher de manger trop ou de prendre des alimens peu convenables. Le médecin ne doit pas négliger cette partie de sa tâche. Il doit même, ainsi que nous l'avons dit, obtenir des parens ou de quelques personnes charitables, une alimentation plus convenable et plus conforme aux exigences du tempérament, de la constitution et de la santé de l'enfant.

Après le repas, il y a récréation et jeu jusqu'à

deux heures. Nous avons dit que cette heure était celle que le médecin doit adopter de préférence pour la visite qu'il consacre moins à une inspection générale de l'asile qu'à un examen attentif de tous les enfans; car il pourra en même temps surveiller l'exécution des mesures qu'il croit devoir prescrire. Pendant la belle saison, on doit exciter les enfans à faire beaucoup de mouvemens dans la cour ou dans le jardin, à courir, à danser, à sauter. On peut même les exercer à quelques exercices gymnastiques très simples et qui les amusent beaucoup.

A deux heures les enfans quittent le jeu; ils rentrent dans la salle et montent en mesure sur le gradin. Ils passent une demi-heure ou trois quarts d'heure à chanter ou à répondre aux questions qui leur sont adressés.

A trois heures moins un quart, ils quittent le gradin et marchent pendant environ une demi-heure, deux à deux et en ordre.

A trois heures un quart, ils remontent sur le gradin. On leur donne la leçon de lecture commune; puis à l'aide du boulier compteur, on les fait calculer. Pendant qu'ils se livrent à ce dernier exercice, comme les enfans peuvent être fatigués ou distraits, on les ranime en leur faisant faire certains mouvemens de bras à mesure qu'ils comptent. Ces mouvemens varient à chaque dizaine et à chaque centaine. Ces exercices peuvent être variés. C'est une sorte de gymnastique à la fois intellectuelle et musculaire. Quand le maître s'aperçoit qu'une leçon fatigue ou ennuie, il doit avec adresse l'abréger et passer à autre chose, mais il ne faut pas que les enfans devinent le motif de sa conduite.

A quatre heures, les enfans quittent le gradin pour le goûter; tout se passe comme au repas de midi. Après le goûter, la prière, de la même manière que le matin; ensuite il y a jeu jusqu'à la sortie. Cette heure est aussi très propre aux visites du médecin.

Voilà résumée autant que possible la distribution des heures de la journée dans une salle d'asile. Il importe que le médecin en ait connaissance, afin de choisir les heures les plus propres au genre de surveillance qu'il désire plus particulièrement exercer, afin de varier convenablement les heures de ses visites. Il est vrai que cette distribution peut subir quelques légères variations, selon les lieux, mais elle est généralement adoptée et cela nous suffit.

Le médecin, connaissant ces dispositions réglementaires généralement adoptées dans les salles d'asile, pourra apprécier avec quelle sagesse elles ont été conçues. Nous ne croyons pas qu'il puisse y apporter des modifications, mais il doit exercer sa sollicitude, dans les cas exceptionnels qui pourraient se présenter, sur les enfans qui auraient à souffrir de la règle commune et qu'il ne faudrait pour cela retenir chez leurs parens. Il doit aussi, comme nous l'avons dit, veiller à ce que ces dispositions prévoyantes et sages soient sévèrement observées dans l'intérêt de la santé et du développement des enfans.

CHAPITRE VII.

De la proprelé et des vêtemens des enfans dans les salles d'asile. De l'air et de la température.

Nous ne faisons pas un traité d'hygiène générale; nous n'écrivons que pour les enfans des salles d'asile. Ainsi nous n'entrerons pas dans tous les détails qui abondent dans des livres nombreux, et que les médecins connaissent aussi bien que nous. Nous nous bornerons à rappeler dans ce chapitre et dans ceux qui le suivront les circonstances particulières qui doivent attirer l'attention des personnes qui sont chargées de surveiller l'éducation physique des enfans dans les salles d'asile.

Nous avons déjà parlé des soins de propreté qui sont exigés par les dispositions réglementaires de la part des parens et de la part des directeurs. Mais ces soins ne vont pas au-delà des parties extérieures du corps. Ils ont pour objet la propreté de la figure et celle des mains. La propreté du corps, en général, et de la tête en particulier, celle des vêtemens doit cependant être surveillée et recherchée. Nous insisterons donc de nouveau ici sur la nécessité de laver quelquefois les enfans de la tête aux pieds, et d'avoir des baquets disposés à cet effet; de manière à ce que, dans la belle saison, chacun d'eux ait pris au moins un bain par mois. On nous objecte le prix de l'eau, ce qui ne nous semble pas devoir être un obstacle à Paris, moins encore en province où l'eau ne coûte rien. Si l'on pouvait être convaincu de l'utilité, de la nécessité de ces bains pour les enfans, on nous épargnerait de semblables objections, nous ne serions pas condamnés à les entendre. De l'eau, deux ou trois baquets, quelques pièces de toile, voilà ce que nous demandons dans l'intérêt le plus pressant de la santé et du développement des enfans.

Quant à la propreté de la tête, la nécessité en est reconnue par tout le monde. Il est important que les fonctions de la peau ne soient pas empêchées par un enduit crasseux qui est dû soit à une sécrétion particulière qui se fait dans la peau pour l'adoucir, et qui tend à se coller, en se désséchant, à sa surface, soit aux vêtemens, à leur couleur, soit à la poussière qui se glisse sous la robe des enfans. Cet enduit crasseux est surtout fréquent sur la peau de la tête. Les cheveux la protègent en empêchant l'évaporation et en écartant le contact bienfaisant de l'air. Il importe donc que les cheveux soient tenus très courts, surtout chez les petits garçons. Les parens se montrent très récalcitrans à cet égard, mais l'expérience nous a prouvé que tôt ou tard ils finissent par céder aux observations qu'on leur fait, surtout lorsque, en venant retirer leurs enfans de l'asile, ils ont pu remarquer parmi leurs camarades des figures heureuses et fraîches sous des cheveux très courts. Les directeurs ne doivent jamais manquer d'engager les parens par l'exemple ; c'est un moyen excellent pour obtenir d'eux ce qu'ils accordent le plus difficilement. On sait que les mères sont susceptibles de se piquer d'émulation quand il s'agit d'ajouter aux charmes et aux grâces de leurs enfans. Si toutefois on se sent disposé à épargner quelques chevelures remarquables, qu'on autorise ces exceptions, pour les petites filles surtout, à la condition que la tête qui en est parée soit propre et soigneusement tenue. A cette condition seulement on peut tolérer une longue chevelure. Si un enfant est affecté d'une maladie pulvérulente, s'il a des poux, si sa chevelure est longue et sale, il ne faut plus le recevoir.

La propreté des yeux, du nez, de la bouche et des oreilles, doit aussi être l'objet d'une surveillance habituelle. On sait que les enfans sont disposés à de fréquentes maladies dont ces organes sont le siége. La propreté contribuera beaucoup à les prévenir. Quant aux ongles, comme il est difficile de les tenir propres chez les enfans, il faut qu'ils soient souvent coupés et qu'ils soient tenus très courts. Cette précaution a même d'autres avantages, celui, par exemple, d'empêcher les enfans de se nuire en introduisant les doigts dans la bouche, ce qui excite outre mesure la sécrétion salivaire, et celui de permettre l'exercice du toucher dans toutes les parties de la pulpe qui est le siége de ce sens. Quant à la propreté des vêtemens, quoiqu'elle soit très importante, il n'est pas toujours au pouvoir des directeurs des salles d'asile de l'obtenir. Ces établissemens étant destinés à recevoir les enfans les plus pauvres, aucune règle commune ne peut être établie à cet égard. Il en est de même de la nature et de la forme des vêtemens.

Toutefois il est possible, en certaines circonstances, d'exercer sur les vêtemens des enfans une utile influence, en proposant des modifications ou indispensables et faciles, ou utiles et possibles avec de légers sacrifices.

Dans son inspection des vêtemens, le médecin doit examiner d'abord s'ils sont propres et frais, ce qui est d'autant plus nécessaire que les vêtemens touchent plus immédiatement la peau. Il doit ensuite s'assurer si ces vêtemens ne les gênent point dans leurs mouvemens; enfin, s'ils ne sont pas trop legers ou trop chauds.

Si quelques enfans arrivaient à l'asile sans chemise, ou avec une chemise trop sale et presque en putréfaction, comme cela peut arriver quelquefois, on préviendra les parens de la nécessité de la changer. Si les parens sont dans une trop grande pauvreté pour s'imposer ce sacrifice, ce qui est assez rare à Paris, plus rare encore dans les départemens, il faudrait appeler l'attention des personnes charitables et réclamer un léger tribut pour avoir quelques chemises. Dans ce cas, si l'on a à se décider entre celles de toile et celles de coton, il ne faut pas hésiter à choisir celles de toile, qui s'usent moins vite, qui conviennent mieux à la peau, et qui se maintiennent plus long-temps propres.

Il faut empêcher que les enfans s'habituent à porter de la laine sur la peau. C'est une mauviese habitude. A cet âge, la peau s'irrite facilement; elle a de plus besoin d'être en contact avec un air pur et souvent renouvelé. S'il arrivait que pendant convalescence d'une maladie éruptive ou de poitrine, le médecin crût devoir recommander l'usage de gilets ou de chemises de flanelle, il doit empêcher que cet usage devienne une habitude. Il substituera avec prudence le coton à la laine.

Il est des enfans, et en plus grand nombre qu'on

ne pense, qui contractent dès leurs plus tendres années de funestes et déplorables habitudes. Le médecin doit avoir l'œil ouvert sur tout ce qui lui semble annoncer qu'un enfant a pu les contracter. Le directeur et la directrice des salles d'asile ne sauraient exercer à cet égard une surveillance assez active. Dans les familles, cette surveillance est trop souvent négligée; il importe qu'elle ne le soit pas dans ces établissemens, où l'instinct d'imitation, si vif chez les enfans, peut exciter chez plusieurs des mouvemens propres seulement à quelques-uns. Nous avons vu dans une salle d'asile et ailleurs des enfans de deux ans, de trois ans, entraînés à des actes tout à fait automatiques et qui sembleraient annoncer une sensibilité spéciale et qui n'aurait pas été assez étudiée. Quant aux enfans de cinq à six ans, de l'un et de l'autre sexe, nous en avons vu dans notre pratique particulière qui sont destinés à être victimes de cette irrésistible et fatale inclination. Ces faits si nombreux et que nous ne faisons ici que signaler, ne font-ils pas de la pudeur une loi en quelque sorte hygiénique, et n'indiquent-ils pas suffisamment que les mains des enfans doivent être toujours exposées à la lumière du jour ou occupées par des mouvemens convenables? Toutes les parties de leurs corps que les vêtemens sont destinés à couvrir, devraient être également respectées, et mises à l'abri, non-seulement des mains de l'enfant, mais encore des attouchemens et des caresses des nourrices, des bonnes et des parens.

Comme ces habitudes se contractent sans que les enfans aient la connaissance de leur sexe, et qu'elles sont, à cet âge, tout à fait indépendantes des impressions extérieures, il est inutile d'établir entre les enfans d'un sexe différent des séparations qui peuvent nuire à leur éducation commune et la rendre plus difficile. Il faut au contraire se garder bien d'opérer brusquement ces séparations; il faut éviter d'éveiller, par cette imprudence, la curiosité des enfans, et de les appeler ainsi à la connaissance de leur sexe. Ne craignons donc rien de la réunion des enfans des deux sexes qui a lieu dans nos salles d'asile, et bénissons la Providence qui a mis ces petits êtres, pendant les plus longues heures de la journée, à l'abri des entretiens et des exemples dangereux, à l'abri des négligences et de l'isolement qui sont si funestes aux enfans de cet âge.

Nous avons dit quelques mots sur ce sujet dans ce chapitre, parce que le prétexte de la propreté peut et nous semble devoir être donné aux enfans pour leur interdire des attouchemens dangereux; on doit les leur interdire comme on leur défend d'introduire les doigts dans la bouche ou dans le nez. Il importe que les enfans ignorent le véritable motif de ces défenses; ils l'apprendront, lorsqu'à un âge moins tendre, on leur enseignera l'immoralité et les résultats désastreux de ces sortes d'habitudes.

Nous avons eu une autre raison pour traiter ce sujet dans ce chapitre. On a proposé, dans les vêtemens, des modifications qui peuvent mettre un obstacle matériel aux mouvemens qui sont excités par ce funeste penchant. Nous les regardons comme inutiles, et souvent même comme nuisibles, en ce sens qu'elles appellent précisément l'attention de l'enfant sur des mouvemens dont toute pensée doit être éloignée de leur esprit. Sur ce point, comme sur beaucoup d'autres, la sagesse du médecin est plus indispensable que son savoir. La surveillance et les exercices qui ont lieu dans les salles d'asile sont encore, de tous les moyens qu'on a proposés, ceux que nous regardons comme les meilleurs et les plus efficaces. Défenses sévères et non motivées, punitions, activité intellectuelle et musculaire, distractions et occupations diverses, jeux et chants, et à la fin de la journée, fatigue et sommeil, telles sont les ressources qu'offrent les salles d'asile contre cette malheureuse habitude.

Revenons maintenant aux vêtemens, sur lesquels nous avons encore quelques mots à dire.

Le cou ne doit pas être tout-à-fait nu, surtout pour les garçons qui sont destinés à porter des cravates, on ne sait trop pourquoi, mais les tissus qui le couvrent doivent être très légers et ne pas gêner les enfans. On doit avoir soin, en même temps qu'on redoute l'action du froid, d'éviter les congestions cérébrales en gênant ou en provoquant la circulation du sang dans la tête.

Les bas doivent être, dans nos climats, de laine en hiver, et de coton ou de fil dans la belle saison. Dans les climats moins humides et plus chauds, il faut bannir entièrement les bas de laine et les remplacer par ceux de filoselle ou de coton. La couleur grise est préférable en ce qu'elle permet de concilier, plus que toute autre, la propreté des bas et celle des pieds et des jambes. Il faut que les bas soient retenus par des liens qui ne gênent pas la circulation du sang et qui n'empêchent pas le développement de leurs tissus.

Il importe d'obtenir que les enfans aient pour chaussures des sabots légers pendant l'hiver et les jours humides, surtout à Paris où les enfans doivent parcourir, dans la boue, des distances souvent longues qui séparent l'asile de la demeure de leurs parens. Dans la belle saison et pendant les beaux jours, il serait bon qu'ils eussent des souliers; car ils sont plus légers que les sabots et ils permettent aux enfans d'être moins lourds et plus agiles. Toutefois, il faut que les souliers soient assez larges pour que les pieds y soient à l'aise.

Les pantalons des petits garçons qui ont l'honneur de porter ce vêtement, doivent être larges et ne pas gêner leurs mouvemens, et ne pas comprimer la poitrine ou le ventre. Les bretelles doivent être élastiques, il suffit pour cela qu'elles soient de coton et tricotées. Dans le cas où des enfans portent ou doivent porter des ceintures ou des bandages, le médecin doit s'assurer de l'utilité de ces moyens, et savoir s'ils sont convenablement employés.

La coiffure exige une surveillance particulière. Sans être de l'avis de Locke, qui voulait que les enfans fussent nus et habitués à marcher nu-pieds et la tête découverte, nous croyons que l'on doit s'efforcer d'obtenir que la tête ne soit jamais couverte dans l'intérieur de la salle. En ceci, nous ne faisons que demander à l'enfance ce qui sera exigé de l'adolescence, de la jeunesse, de l'âge mûr et même de la vieillesse, par les réglemens des pensions, par les usages reçus, par la politesse, et par le respect dû aux lieux saints, etc. Nous croyons que cette habitude peut être prise dès l'enfance, dans les salles d'asile, en ayant sans doute égard aux procédés exceptionnels dont nous avons parlé et que peut réclamer la santé de quelques enfans. Ceux, par exemple, qui ont des croûtes teigneuses, qu'on détache de temps en temps, doivent être soigneusement couverts; mais dans tous les cas, il faut bannir les doubles ou triples coiffures et se borner à un bonnet. Au reste, on peut se conformer aux recommandations que M. Cochin a faites à ce sujet, et que nous avons transcrites dans le chapitre troisième. Nous croyons devoir ajouter que si une règle générale peut être difficilement obtenue à cet égard, il importe d'exiger des enfans forts et sains, surtout des garçons, qu'ils se passent de coiffure en toute circonstance, au vent, au soleil et à la pluie; car, comme le dit Locke, les précautions trop minutieuses envers les enfans servent plus à en faire de jolis garçons que des hommes capables d'agir dans le monde. De toutes les coiffures, au reste, celle qui conviendrait le mieux, pendant l'été, ce serait un chapeau de paille ou d'osier qui permettrait l'évaporation de la peau, le renouvellement de l'air, et entretiendrait en même temps la fraîcheur de la tête, ce qui est très important pour les enfans, toujours trop portés aux congestions cérébrales. Pendant l'hiver, une calotte grecque très légère suffirait pour les garçons, dont les oreilles doivent toujours rester découvertes, et un bonnet de toile de fil ou de coton devrait suffire pour les filles qui, en général, sont destinées à porter cette coiffure toute leur vie.

L'air des salles d'asile doit être souvent renouvelé; si l'on y manque, surtout en été, on s'aperçoit en y entrant, que la respiration est désagréablement affectée, et que l'atmosphère contient des substances qui peuvent être nuisibles. Il faut néanmoins éviter que les enfans soient placés dans un courant, surtout après les jeux de leur récréation. Il est bon de répandre, pendant les grandes chaleurs, du vinaigre dans la salle. La propreté la plus grande doit régner, surtout pendant cette saison, dans toutes les parties de l'établissement. On doit les arroser fréquemment.

La température, dans l'hiver, ne doit pas être élevée au-dessus de douze ou quatorze degrés; cette température est nécessaire dans les salles dont on n'a pas éloigné toutes les causes d'humidité. Un thermomètre serait très utilement pendu à un mur, éloigné du poële, afin qu'on pût s'assurer de l'état de la température.

CHAPITRE VIII.

De la nourriture des enfans dans les salles d'asile.

Comme nous l'avons dit en commençant le chapitre précédent, nous ne faisons pas un traité classique d'hygiène; nous ne parlerons donc pas des alimens et des boissons en général, de leurs propriétés physiques, chimiques, culinaires, etc. : ces détails sont étrangers à notre sujet. Nous ne devons pas oublier que le régime des salles d'asile est à l'abri des inconvéniens qui résultent de la somptuosité des repas et de la trop grande variété des substances alimentaires, que l'art du cuisinier tend à multiplier tous les jours. Nous ne perdrons pas de vue nos petits enfans et leurs modestes provisions.

Les enfans doivent se nourrir souvent, car leurs forces digestives sont très grandes et ils font beaucoup d'exercice; ils ont d'ailleurs à fournir à la fois à la nutrition ordinaire et à la croissance. Ils font deux repas dans l'asile et deux chez leurs parens. Ceux de l'asile ont lieu à midi et à quatre heures.

Ces deux repas ne diffèrent que par les heures, quoique le premier des deux soit appelé le dîner et le second le goûter. Le pain en est la base commune, et le pain, à Paris, est d'assez bonne qualité. Quelques confitures, quelques fruits, du fromage, rarement des viandes froides, voilà en général, les mets qui accompagnent le pain et qui servent en quelque sorte à l'assaisonner. Il importe de savoir si les deux repas que les enfans font chez leurs parens sont différens de ceux qu'ils font dans les salles d'asile, et en quoi consiste cette différence. Le médecin devra s'en enquérir et donner à cet égard aux parens les conseils qu'il croit convenables. Nous allons dire quelques mots sur le régime alimentaire des enfans dans les salles d'asile, en discuter les avantages et les inconvéniens, avant d'indiquer les modifications que ce régime peut réclamer.

Nous avons dit que la principale nourriture des enfans, dans l'asile, était le pain. Cela tient autant au bas prix de cet excellent aliment qu'à la nécessité d'apporter dans un petit panier les provisions de la journée : assurément rien n'est plus aisé à porter et à conserver. Nous croyons qu'il en est de même dans toutes les parties de la France, où le pain est généralement bon et peu cher. Dans les départemens où le seigle est en honneur les enfans doivent s'en trouver très bien et mieux. Le pain de maïs lui-même, s'il est bien fait, est un excellent aliment pour cet âge. Quand nous nommons ce pain, nous n'entendons pas parler de cette bouillie épaisse que l'on fait avec de la farine bouillie dans l'eau, dont le sel et quelquefois le beurre forment tout l'assaisonnement. C'est cette bouillie épaisse qui est appelée, dans les contrées méridionales, *polenta*, du mot latin *pultus*, qui était une bouillie dont se nourrissaient les légions romaines, différente de celle-ci, mais qui serait probablement fort peu goûtée de nos jours, quoiqu'elle n'ait pas empêché ceux qui s'en nourrissaient de conquérir le monde. Le pain de pomme de terre n'est pas encore assez répandu pour que son usage puisse être recommandé. En général le pain de froment, celui de seigle, et celui qui serait composé du mélange de ces deux substances, sont ceux qui conviennent le plus aux enfans. La farine d'orge, mêlée à celle du seigle ou du froment, sert aussi à faire un pain très propre à la nourriture de l'enfance. Mais toutes ces farines, pour être bonnes, doivent être récentes et sèches. On ne doit moudre le grain qu'au fur et à mesure qu'on en a besoin pour faire du pain. Le contact plus ou moins prolongé de l'air ou de l'humidité font perdre aux farines leurs bonnes qualités, et les font passer facilement à la fermentation ou à la décomposition. L'altération des farines qui séjournent trop long-temps dans les magasins, donne au pain des qualités qui le rendent désagréable au goût et d'une digestion difficile. Le pain est le meilleur de tous les alimens ; il doit cette qualité à la fermentation acide qui le rend savoureux et léger. Il doit être bien cuit et bien conservé. Le sel le rend plus digestible et sert à lui conserver plus long-temps sa fraîcheur. Le médecin doit connaître les qualités des différentes espèces de pain, afin que sa surveillance puisse s'exercer à propos sur cette partie importante de la nourriture des enfans. En général le pain, quand il est de bonne qualité, laisse apercevoir des trous de grandeur égale et à peu près également distribués, et il doit être léger sous un volume donné. Le pain récent est moins digestible que le pain rassis.

Toutes les pâtisseries doivent être bannies des repas des enfans; ces sortes de friandises, qu'ils aiment beaucoup, nuisent à leur estomac. Il arrive souvent qu'on leur en donne qui, loin de mériter ce nom, sont grossièrement faites. Souvent on achète à vil prix des pâtisseries de rebut pour en régaler les enfans. Le défaut de ferment et la présence des corps gras en font, dans tous les cas, une mauvaise nourriture. Il importe que les directeurs des salles d'asile en avertissent les parens et leur recommandent de ne jamais en mettre dans le panier des provisions.

Les soupes de pain sont les meilleures, et les enfans les aiment beaucoup. Ces soupes doivent avoir la préférence sur toutes les autres; mais l'usage, adopté en Italie, de donner des soupes aux enfans des salles d'asile, n'étant pas encore reçu en France, nous n'aurions pas à en parler, si nous ne devions appeler l'attention de l'administration sur ce sujet. Les salles d'asile étant à la fois des institutions de charité et des institutions d'éducation, il nous semble assez naturel que toutes les mesures utiles à la santé et au développement des enfans n'y soient pas négligées. Il serait à désirer que, au repas de midi, qu'on décore du nom de dîner, on pût servir aux enfans une bonne soupe, ce qui pourrait se faire à peu de frais moyennant un léger tribut; celui d'un sou par jour, par exemple, qui serait imposé aux parens : ceux-ci, pour nourrir leurs enfans, jouiraient ainsi de tous les bénéfices de l'association. Cette mesure nous semble d'autant plus importante que, à Paris et dans les villes de France les plus peuplées, la plupart des enfans ne mangent chez leurs parens que des alimens secs, le matin et le soir, c'est-à-dire au déjeuner et au souper. Il n'en est pas de même à lacampagne, où les enfans mangent souvent de la soupe.

Dans les cas où cette amélioration serait introduite dans le régime des salles d'asile, nous croyons devoir présenter quelques considérations qui ne seront peut-être pas sans utilité.

Il n'est pas nécessaire que ces soupes soient faites avec du bouillon de viande; nous croyons au contraire que les potages maigres conviennent mieux aux enfans dès leur sevrage jusqu'à l'âge de sept ans. Il est des conditions individuelles qui peuvent indiquer l'emploi des substances animales, de préférence aux substances végétales; mais ces conditions sont exceptionnelles, quoique assez fréquentes dans certains climats. Le médecin sait avoir égard aux dispositions de chaque enfant, aux tempéramens, à la constitution, aux maladies, mais il sait aussi que la nourriture végétale est en général celle qui convient le mieux à l'enfance. L'enfant se trouve d'autant mieux de cette mesure qu'il est plus jeune, et il peut être soumis à la nourriture animale avec d'autant moins d'inconvéniens que son âge s'éloigne davantage de sa naissance. Telle est la règle que nous croyons pouvoir établir avec certitude.

Il ne s'agit pas ici de discuter si l'homme est destiné par la nature à être omnivore, c'est-à-dire à puiser ses alimens dans les deux règnes, ou s'il est destiné à les puiser exclusivement dans l'un ou dans l'autre. Nous acceptons les faits qui prouvent assez évidemment son aptitude à se nourrir de végétaux et d'animaux, en même temps qu'à se nourrir exclusivement des uns ou des autres (1). Il ne s'agit pas non plus de discuter ici les rapports qu'on a cru remarquer entre les caractères des peuples et leurs habitudes alimentaires. Tout ce qu'on a dit de la douceur des peuples frugivores et de la férocité des peuples carnivores, nous semble n'être qu'une conséquence de la manie d'expliquer toutes les manifestations morales de l'homme par des causes matérielles, qui s'est emparée, dans tous les temps, des physiologistes, et surtout dans les temps modernes. Ces questions sont étrangères à notre sujet. Il nous importe toutefois de démontrer que la nourriture

(1) En général, on peut affirmer qu'il est plus facile de se passer de nourriture animale que de nourriture végétale. Le nombre des hommes qui se nourrissent exclusivement de végétaux dans les diverses parties du globe, est incomparablement supérieur à celui des populations qui se nourrissent exclusivement de substances animales. Nous ne voulons pas abandonner ce sujet sans signaler à nos lecteurs des ouvrages très remarquables d'un médecin anglais, M. le docteur Lambe, dans lesquels cette question est traitée avec toute l'ardeur d'une conviction qu'une longue expérience n'a jamais ébranlée. Ce médecin proscrit toute nourriture animale; lui-même il s'en est toujours abstenu, et il parvient, plein de force, à un âge avancé. Il a imposé à sa famille une diète végétale qui lui réussit à merveille. Voyez *Reports on the effects of peculiar regimen, on scirrhous tumours and cancerous ulcers*, 1 vol. in-8, et *Additionnal reports on the effects of a peculiar regimen in cases of cancer, scrophula, consomption, astma and other chronic diseases*, 1 vol. in-8, etc., par William Lambe, membre du collége royal de médecine de Londres.

végétale convient parfaitement aux enfans et que, en général, on pourrait ne jamais leur en donner d'autre si leurs estomacs ne devaient se conformer aux habitudes acquises et qu'ils doivent nécessairement adopter tôt ou tard.

Les enfans éprouvent un besoin continuel de manger, ce qui indique suffisamment que les alimens doivent être plus abondans que substantiels. Ils aiment beaucoup toute espèce de fruits, ils les préfèrent même à toutes les viandes, dont la vue n'excite jamais leur appétit. Les organes de la digestion sont très actifs chez eux, ils ont besoin d'agir constamment et sur une grande masse; les substances alimentaires qui contiennent moins de parties nutritives sont par conséquent celles qui leur conviennent le mieux. Le lait maternel est composé d'élémens qui se rapprochent plus de la nature végétale que de la nature animale. Les maladies inflammatoires et aiguës affectent plus souvent les enfans qui mangent beaucoup de viande; ils sont aussi plus irritables. Évidemment les enfans ne doivent pas être soumis au régime qui peut convenir aux adultes. Les œufs et le lait sont les alimens tirés du règne animal par lesquels ils doivent commencer avant d'être admis à se nourrir de viandes, et parmi celles-ci, le veau, le poulet (1), certains poissons,

(1) Si nous parlons de poulets et d'autres alimens qui ne se

doivent précéder l'usage du bœuf, du mouton, du gibier, du porc, des oies, etc. Mais revenons à nos enfans de deux à sept ans et aux soupes qui peuvent leur être servies.

Les fécules sont d'excellens alimens; elles font de bons potages. Le riz est très sain, très digestible et très nutritif. Les légumineuses nous fournissent des substances alimentaires qui conviennent mieux qu'on ne le croit communément. Les purées de fèves, de lentilles, de pois et de haricots, peuvent être employées avec beaucoup d'avantage. Si elles occasionnent des flatuosités, c'est qu'on ne les cuit pas au degré convenable. Les racines potagères alimentaires, comme les navets, les carottes, la betterave, sont à la fois agréables au goût et très digestibles. On ne saurait trop recommander les potages préparés avec ces racines qui maintiennent la liberté de ventre nécessaire aux enfans, et qui sont en même temps diurétiques et bienfaisantes. Les pommes de terre sont d'excellens alimens pour les enfans. On a remarqué que ceux qui se nourrissent presque entièrement avec ces tubercules, se portent mieux et sont moins sujets aux affections intestinales.

rencontrent guère dans le panier à provisions des enfans, c'est parce que nous saisissons cette occasion pour adresser nos conseils hygiéniques aux mères de famille et aux instituteurs d'enfans appartenant aux classes plus aisées.

Les assaisonnemens les plus simples sont les meilleurs. Il faut éviter ceux qui sont excitans. Il convient de les choisir parmi des substances végétales nutritives, telles que les oignons, les poireaux, les laitues, l'oseille; on peut rendre les potages plus agréables en y mettant du persil, du cerfeuil, etc., selon les saisons. Les espèces herbacées, quand elles sont de bonne qualité et arrivées à un degré convenable de maturité, sont des substances peu alimentaires, à la vérité, mais très propres à assaisonner agréablement et utilement les potages et surtout les soupes de pain. Les diverses variétés de choux sont les moins bonnes d'entre les plantes herbacées, mais elles peuvent être servies quelquefois sans inconvénient.

Revenons aux repas des enfans tels qu'ils les font dans l'asile. Nous avons dit que le pain en formait la base, et qu'il était accompagné de confitures, de fruits, de fromage et quelquefois de viande. Parmi les fruits il en est qui sont très bons et d'autres qui le sont moins. Les cerises et leurs diverses variétés, à l'exception des bigarreaux, sont un fruit excellent qui charme à la fois la vue et le goût des enfans. Les prunes, surtout la prune reine-claude, sont aussi très bonnes, ainsi que les pêches. Les abricots le sont moins et occasionnent quelquefois des indigestions. Les poires et les pommes sont en général un fruit très sain. Les figues conviennent moins à l'estomac. Les raisins sont très salutaires aux enfans; l'influence de ce fruit sur la santé est très grande, comme on le remarque dans les contrées où la vigne est généralement cultivée.

Tous les fruits que nous venons de nommer doivent être parfaitement murs et mangés avec du pain. Ces deux conditions sont indispensables, et elles sont trop souvent en défaut. Elles doivent être exigées dans les salles d'asile. Il arrive rarement que les fruits soient mûrs, surtout dans les grandes villes, où leur prix trop élevé en interdit la jouissance aux classes peu aisées ou pauvres. Les confitures, les marmelades, les compotes, quand elles sont bien faites et bien conservées, sont très agréables aux enfans et leur font manger une très grande quantité de pain. La confiture de groseille est la plus commune et la meilleure. Celle de coing resserre et convient moins. La compote de pruneaux est légèrement laxative et très bonne. La marmelade de pomme, les fruits cuits, en général, sont un excellent assaisonnement du pain. Les groseilles blanches et rouges, les fraises, si elles sont bien mûres et sucrées, sont très bonnes aussi, mais ces conditions sont rares, et ces fruits, s'ils ne sont pas très mûrs et très sucrés, sont trop acides. Les noix, les noisettes, les amandes, les nèfles, ne conviennent pas aux enfans. En général, les substances oléagineuses sont contraires à leur santé. Les châtaignes cuites dans l'eau ou dans le lait sont, pour certaines contrées, un aliment presque exclusif, et les enfans qui s'en nourrissent sont très vigoureux. Il serait bon, dans ces contrées, de répandre l'usage de la purée de châtaignes, qui est un mets à la fois agréable et très digestible.

Les fromages sont un aliment que les auteurs des livres d'hygiène ne recommanderont pas volontiers aux enfans. Nous serons moins sévères, et nous aurons à l'égard du fromage la même tolérance qu'à l'égard des substances dont nous venons de parler. Il ne s'agit, selon nous, que de savoir choisir entre les qualités diverses celles qui conviennent le mieux aux enfans. Il faut condamner ceux qui sont frais et gras, vieux et en putréfaction, ceux qui sont acides, ou forts, ou en fermentation. Les fromage de Gruyère et de Hollande sont très bons. Ils n'excitent pas trop la soif. Il est plusieurs fromages, ceux surtout qui sont faits après que le lait a été écrèmé, qui sont très propres à la nourriture des enfans de quatre à sept ans. Les vers intestinaux, dont on fait souvent remonter la source aux larves que peut contenir le fromage, sont très rares chez les enfans des Alpes, qui en mangent habituellement. Le fromage peut donc être laissé aux enfans des salles d'asile, quand il est bon, et dans la saison où les fruits manquent. Quant aux viandes, si on peut l'obtenir, qu'elles soient de veau, de lapin, de poulet, mais qu'elles ne soient ni grasses ni épicées, ni préparées en ragoût; qu'elles soient bouillies ou rôties.

Voilà, certes, une liste assez grande de substances alimentaires. Elle doit encourager les personnes qui portent aux enfans de la classe pauvre une tendre sollicitude. Le pain, les pommes de terre et les châtaignes étant des alimens excellens, et ces alimens pouvant être assaisonnés par une foule de plantes et de fruits, il est certain que la misère peut être écartée avec de très légers sacrifices.

Les boissons, dans les salles d'asile, se réduisent à l'eau pure ou à de l'eau édulcorée avec du réglisse. On sait à quels signes on reconnaît qu'une eau est bonne. Elle doit dissoudre le savon et cuire facilement les légumes. L'eau est toujours la meilleure boisson. Si des circonstances l'empêchaient d'être pure, il est facile d'y remédier à l'aide de fontaines filtrantes et de fontaines dépuratives. Il convient d'en servir aux enfans pendant leurs repas. On peut aussi leur donner de l'eau rougie, dans les pays où le vin n'est pas cher. Pour les enfans qui ne sont pas fortement constitués, cette boisson est aussi bonne qu'agréable. Il faut éviter les vins alcooliques ou trop acides. Il convient qu'ils soient légèrement acidulés, comme ceux d'Orléans. Dans les grandes chaleurs cette boisson, mêlée à une grande quantité d'eau, est très convenable. Il en est de même de la bière qui, dans les pays du nord, peut être substituée au vin avec beaucoup de succès. La bière doit être légère; et si elle est forte, on doit y ajouter une quantité d'eau suffisante pour la rendre moins excitante. Cette boisson convient surtout aux enfans qui montrent des dispositions au vice scrophuleux ou au rachitisme. Il faut interdire l'usage du cidre, qui a entre autres inconvéniens, dit-on, celui d'engendrer des vers. Quoique nous ajoutions peu de foi à ces préjugés qui attribuent aux fruits en général, et au cidre en particulier, la production de ces animaux parasites, nous convenons que le cidre est une mauvaise boisson pour les enfans. Les boissons avec des fruits cuits, tels que les cerises, les groseilles, sont excellentes.

Nous terminerons cette longue série en recommandant la propreté des alimens, des paniers, des vases, du linge ou du papier qui servent à les contenir ou à les envelopper. Quant à la quantité d'alimens destinée à chaque enfant, il importe qu'elle ne soit pas trop considérable, comme il arrive trop souvent. Le médecin doit la régler dans certaines circonstances, et les directeurs doivent exercer un surveillance générale sur ce sujet, en engageant ceux qui ont une portion trop copieuse à en remettre une partie à ceux qui en ont une trop faible. C'est un moyen excellent de concilier les préceptes de l'hygiène avec ceux de l'éducation.

CHAPITRE IX.

Des exercices propres à développer le système musculaire des enfans. Des mouvemens, du chant, de la parole et des exercices gymnastiques.

Tous les exercices qui sont propres à développer le système musculaire des enfans des salles d'asile doivent attirer l'attention du médecin, car ces exercices constituent une des parties les plus importantes de l'éducation physique. Ils ne servent pas seulement à maintenir les enfans en bonne santé, et à fortifier les diverses parties de leur organisme, mais ils servent encore à développer d'heureuses dispositions naturelles, et à corriger celles qui seraient moins heureuses. Nous allons indiquer ceux qui ont lieu ou qu'il serait bon d'introduire dans la salle d'asile; nous appellerons l'attention des médecins et des directeurs sur ceux qui servent à corriger les dispositions vicieuses du système osseux, du système nerveux et du système lymphatique, et à donner aux mouvemens musculaires plus de souplesse, d'agilité et d'énergie.

Il est un grand nombre d'exercices qui sont propres aux salles d'asile: ce sont des évolutions, des marches, des contre-marches, le chant, des mouvemens de bras, etc., qu'on y fait exécuter aux enfans soit sur le gradin, soit dans la salle, afin de reposer leur attention en variant leurs exercices et de les habituer à la docilité, à l'ordre, à l'harmonie. Les diverses notions élémentaires qu'on leur donne et qui pourraient fatiguer leur attention, les endormir, ou les ennuyer, sont accompagnées ou entremêlées de mouvemens que le directeur fait imiter par chacun d'eux, et auxquels ils s'habituent comme de véritables soldats qui obéissent au premier commandement. Ces exercices ont été très heureusement conçus; l'exécution habituelle de tous ces mouvemens est un excellent moyen hygiénique en même temps qu'une bonne méthode d'enseignement pour de si petits enfans. Nous en avons parlé dans un autre chapitre. Le médecin, au reste, pourra les observer et les connaître en visitant l'asile aux différentes heures de la journée où ces manœuvres sont exécutées. Nous devons surtout nous occuper ici des exercices qui ont lieu ou qui peuvent avoir lieu pendant les heures de récréation; mais auparavant nous pouvons dire quelques mots sur les exercices du chant et de la parole.

Parmi les mouvemens musculaires, soumis à

l'action de la volonté, auxquels s'exercent les enfans dans les salles d'asile, le chant et la parole occupent une très grande place. C'est dans les salles d'asile que l'enfant est appelé à chanter et à parler pour la première fois, c'est là qu'il doit s'exercer à imiter les sons, les intonations, les accens qui constituent le langage parlé ou chanté. Il importe que les premières impressions soient transmises de manière à ce que les enfans ne contractent pas des vices de prononciation, et s'habituent de bonne heure à chanter juste, et à prononcer correctement. Comme il ne s'agit pas, dans la salle d'asile, d'enseigner l'art de bien parler, ni l'art de bien chanter; comme il ne s'agit pas d'y enseigner la grammaire et la musique, et comme il ne s'agit que de faire imiter des sons et des tons, il importe que le directeur ou la directrice aient au moins une voix juste et une bonne prononciation. Sans entrer dans la théorie du chant et de la parole, ce qui nous entraînerait au-delà de notre sujet, nous croyons devoir rapporter ici la loi physiologique en vertu de laquelle les organes qui servent au chant et à la parole se développent, et se perfectionnent en raison de la justesse des sons et des tons qui frappent le plus souvent l'oreille des enfans, et qu'ils sont appelés à répéter fréquemment. Parmi tous les instrumens de l'éducabilité humaine, l'instinct d'imitation et l'habitude sont ceux qui doivent être mis en usage avec le plus de sagesse dans l'âge où l'enfant tend à manifester l'homme. Ces deux instrumens ont une grande puissance sur le développement organique, et sur l'avenir des enfans. Il importe de ne jamais les négliger, de s'en servir convenablement, et de les faire concourir au but que l'éducation tend à atteindre.

Si des maladies ou des obstacles organiques empêchent un enfant d'imiter les sons qui frappent son oreille, l'art et la science du médecin doivent intervenir pour guérir ces maladies, et pour faire disparaître ces obstacles. Mais il ne doit jamais oublier que des efforts renouvelés de la part de l'enfant, et provoqués par les personnes qui l'entourent, servent puissamment à rendre faciles des mouvemens propres à produire un son, lors même que ces mouvemens manquent de quelques conditions organiques propres à les manifester.

Le chant vocal non articulé est aussi naturel à l'homme que le geste, quoi qu'en ait dit Rousseau. Nous disons bien plus, le chant comme le geste est inhérent à l'organisation humaine, il est instinctif, comme chez quelques animaux; il appartient à la vie animale, qui nous est commune avec eux, tandis que la parole n'est pas inhérente à notre organisation, et appartient à la vie spirituelle qui nous distingue d'eux. La mélodie vocale est un moyen d'expression propre à manifester nos *sentimens*, à les figurer; elle n'a pas besoin d'être enseignée; la parole sert à exprimer nos *idées* sur le présent, le passé et l'avenir, sur l'activité et la passivité, sur le bien et le mal; et elle doit être enseignée. Le chant aidé de la parole donne naissance à la poésie, au langage rhythmé et cadencé, à la fois descriptif et figuratif. Dans les salles d'asile, le chant sert à perfectionner les organes des enfans, en même temps qu'à leur inspirer de bons sentimens, et à les instruire en les amusant. Les paroles chantées parlent à leur esprit en même temps qu'elles les tiennent éveillés en charmant leurs oreilles. Nous insistons sur ces avantages; car il importe que la méthode d'éducation qui a de si heureux résultats reçoive tous les perfectionnemens dont elle est susceptible. Il importe, au reste, que cet exercice soit pris modérément, qu'il n'ait jamais lieu après les repas, car la distension de l'estomac empêche la poitrine de se dilater suffisamment.

Il est d'autres exercices que ceux dont nous venons de parler, et qui sont destinés à développer non seulement quelques parties du système musculaire, mais encore tous les organes en général par l'activité qu'ils excitent dans les fonctions de la nutrition. Ces exercices ont surtout lieu pendant les heures de la récréation. Tels sont le saut, la course, la danse, le jardinage, les travaux manuels et les prix. Les exercices conviennent à tous les enfans en général; mais il en est qui conviennent à quelques enfans en particulier. Ceux qui ont des dispositions aux maladies nerveuses ou lymphatiques se trouvent très bien des exercices qui agissent sur le système musculaire en général, et sur la circulation. Ceux qui montrent des dispositions à des déviations osseuses se trouvent très bien des exercices qui agissent sur certains muscles en particulier. Parlons d'abord des exercices qui ont lieu et ceux auxquels on peut recourir dans les salles d'asile, dans l'intérêt de la santé et des développemens des enfans en général; nous parlerons ensuite de ceux qui doivent être prescrits dans l'intérêt de la santé et du développement des enfans qui réclament une attention particulière.

L'enfant éprouve un besoin continuel d'agir; les mouvemens auxquels il se livre sont vifs, animés. En général, ils courent plus souvent qu'ils ne marchent. De tous les exercices, il n'en est point qui convienne mieux que la course. Il est à désirer que les enfans des salles d'asile puissent s'y livrer et s'y exciter par l'émulation. L'agilité et la vigueur du corps se développeront sous cette influence. Un nombre considérable de muscles sont sans cesse en action dans la course, il importe de les développer en les mettant souvent en activité. Les enfans dont la poitrine est faible doivent user plus modérément de cet exercice.

Le saut est un exercice qui plaît aux enfans, et auquel on peut s'habituer par degrés. Ce genre d'adresse peut être très utile dans la vie; il contribue au reste à varier les mouvemens des enfans qui trouvent déjà un grand plaisir à vaincre les difficultés. L'action de s'élever en sautant, et celle de sauter en s'abaissant, doivent leur devenir familières. On peut commencer par les faire sauter d'une hauteur très peu considérable sur le sable, et par les engager à s'élever du sable sur une planche qui serait à quelques pouces au-dessus du sol. Plusieurs muscles qui ne sont pas en jeu dans la course sont mis en exercice dans le saut; il convient que chacun d'eux soit appelé à agir souvent. Il est important, par exemple que l'enfant s'exerce à tomber d'une certaine hauteur, et qu'il s'habitue à fléchir le tronc et les membres inférieurs, afin d'éviter les secousses qui rendent les chutes si dangereuses. Par ces flexions, l'enfant éviterait de tomber droit sur les talons, et le poids du corps se perdrait en partie, il se briserait, pour ainsi dire, dans toutes les articulations. La meilleure manière de sauter consiste à toucher d'abord le sol avec la pointe des pieds, et à fléchir toutes les articulations lorsque les talons sont au moment de le toucher à leur tour.

On peut habituer l'enfant à gravir, à grimper sur un arbre; mais l'âge de ceux qui sont reçus dans les salles d'asile ne permet pas ces exercices. On peut néanmoins les y préparer en élevant des mâts solides et fixés au sol, qui seraient traversés par des pièces de bois également solides et séparées les unes des autres par quelques pouces. L'enfant commencerait à placer sa main sur celles qu'il pourrait atteindre, il prendrait son point d'appui, et par un effort qui agirait sur plusieurs muscles du tronc et sur la colonne vertébrale, il élèverait d'abord un pied sur une des pièces inférieures, puis l'autre pied s'élèverait bientôt sur la pièce du côté opposé; il recommencerait alors sa petite manœuvre, qui varierait lorsqu'il serait disposé à descendre. Par cet exercice les muscles de l'épaule, des bras, de la main, ceux de la poitrine seraient appelés à agir en même temps que ceux du tronc et des membres inférieurs, et l'enfant apprendrait à élever son corps par la force de ses membres supérieurs, ce qui lui sera utile dans diverses professions.

Nous ne parlerons pas de la natation; nous nous bornerons à rappeler ici ce que nous avons dit sur l'opportunité des bains froids et des baquets destinés à cet usage. On aurait entr'autres avantages, celui d'habituer l'enfant à se trouver dans l'eau, ce qui rendra plus faciles les exercices qu'il devra faire plus tard.

Nous ne parlerons pas davantage de la lutte. Les enfans ne doivent pas s'y exercer. Il ne faut pas que leurs forces et leur adresse soient développées de manière à affaiblir les sentimens moraux qui doivent diriger leur vie. En les fortifiant par des exercices qui réveillent plutôt le désir de lutter contre les choses que contre les personnes, on les dispose à avoir assez d'énergie pour se défendre dans les cas d'attaque sans leur suggérer l'idée de porter des coups à leurs semblables. Ici nous signalerons cette inconcevable légèreté avec laquelle on fait naître dans les enfans les besoins de vengeance et de rixe, en les engageant à frapper les objets qu'on accuse, en jouant, de leur avoir fait du mal. Un enfant tombe-t-il dans la rue, sa mère ou sa bonne l'engagent parfois à frapper le pavé et à le punir; si l'enfant, livré à sa douleur, continue à verser des larmes, la personne qui le conduit se chargera elle-même d'infliger le châtiment prononcé, elle frappera le pavé, en lui envoyant des imprécations et des menaces. Rien d'aussi dangereux, rien d'aussi ridicule.

La danse est un exercice du goût de tous les enfans. Il n'est pas de pays au monde où les mouvemens les plus divers ne soient exécutés par les jambes et les pieds ; il semble que ce soit un besoin inné de l'organisation humaine. Ceux qui n'aiment pas la danse, aiment à la voir. A aucun âge elle ne convient mieux qu'à celui des enfans qui nous occupent. Elle offre tous les avantages qu'on lui reconnaît, sans les inconvéniens qu'elle produit à un âge moins tendre. Dans les salles d'asile, les enfans s'y livrent avec joie pendant une grande partie de la récréation. Nous les avons vus quelquefois se réunir par douzaines et former des danses en rond autour de chacun des arbres de la cour. Le chant accompagnait les mouvemens, sans qu'on le leur eût recommandé. Il y a un secret instinct qui tend à réunir la mélodie vocale au mouvement cadencé des pieds. Ces exercices sont excellens. Le chant après le repas fatigue aisément, surtout si la danse l'accompagne; mais nous avons remarqué que les plus faibles d'entre eux se bornent à danser, laissant chanter les plus forts et les plus exercés.

Il serait convenable que l'on exerçât les enfans, ceux surtout qui ont une disposition à rapprocher les genoux outre mesure, et à marcher ayant les extrémités des pieds tournées en dedans; il serait bien, dis-je, de les exercer à tourner leurs pieds en dehors, à se maintenir dans la *première position* recommandée pour les danseurs, pendant un temps plus ou moins long. Ils pourraient s'exercer les uns les autres et s'aider à cette manœuvre. On pourrait les mettre successivement en *seconde*, en *troisième*, en *quatrième* position, et leur apprendre à faire des battemens. Nous croyons ces exercices très utiles; car ils agissent sur les muscles antagonistes de ceux qui tendent à maintenir ces dispositions vicieuses, et en agissant sur ces muscles, on accroît leur activité en diminuant celle des autres. Si toutefois les enfans qui présentent des courbures aux os des jambes, sont faibles et rachitiques, il ne faut pas oublier que le poids de leur corps doit rarement reposer sur les membres inférieurs, sans les exposer à se courber davantage. Dans ce cas les moyens orthopédiques convenables doivent être indiqués sans retard et mis à la disposition des parens. Nous appelons l'attention des médecins et des directeurs des salles d'asile sur ce sujet important qu'il ne nous appartient pas de traiter ici.

Parmi les exercices destinés à corriger des disjonctions organiques vicieuses, nous indiquerons surtout ceux qui agissent sur les organes de la poitrine. C'est dès les plus tendres années que ces exercices doivent avoir lieu afin que leur effet soit plus certain. Ils consistent particulièrement dans les mouvemens répétés qu'on imprime aux membres supérieurs, en les rejetant en arrière, en avant, en haut et en bas, avec force et persévérance. Ces mouvemens des épaules et des bras peuvent être obtenus par des exercices commandés et semblables à ceux des soldats qu'on dresse aux évolutions et au maniement des armes. Les plus grands d'entre eux pourraient tenir quelques objets dans les mains, les deux bouts d'un mouchoir par exemple, et les plus petits ne manqueraient pas de les imiter. On obtiendrait ainsi d'élever le bras au-dessus de la tête, de le porter en arrière, de le ramener en avant, et de simuler ainsi *le jeu de la corde* auquel les enfans aiment à exceller. Le médecin ne doit pas oublier que les mouvemens du bras en arrière, de manière à ce que les coudes se rapprochent le plus possible, servent à développer les muscles pectoraux et à agrandir la cavité de la poitrine par l'action des muscles sur les côtes. Les mouvemens des bras en avant et en haut servent à développer les muscles de l'épaule et du dos, de manière à agrandir la cavité de la poitrine dans la partie postérieure et à rendre les efforts plus faciles. Pour obtenir les mouvemens de l'épaule et du bras en arrière, il serait utile de faire traîner une petite charrette ou tout autre corps qui pût glisser sur le sable et appeler un effort de la part de l'enfant. Pour obtenir les mouvemens en haut et en avant, il suffit de fixer des cordes à une barre, et d'inviter les enfans à empoigner ces cordes et à se suspendre en fléchissant les articulations.

Tels sont les exercices que nous croyons devoir indiquer. La gymnastique des enfans de deux à sept ans ne doit pas être plus compliquée que celle que nous venons de proposer. On ne doit pas transformer une salle d'asile en un institut orthopédique, mais on doit employer tous les moyens qui peuvent contribuer à la santé et au développement des petites créatures qui y sont reçues. A un âge plus avancé, les ressources de la gymnastique doivent être plus variées et plus énergiquement employées (1). Il est bon que les enfans y soient préparés par une grande habitude aux divers mouve-

(1) M. le colonel Amoros, après beaucoup d'efforts, est parvenu à populariser la gymnastique en France. Cet officier supérieur affirme que les exercices gymnastiques n'exercent pas seulement une grande influence sur l'énergie, la souplesse et l'agilité des mouvemens musculaires, mais qu'ils sont encore très-propres, quand ils sont convenablement dirigés, à apporter d'heureuses modifications dans les dispositions affectives et dans le caractère des élèves. Voyez son livre intitulé : *Éducation physique, gymnastique et morale.*

Aristote discute la même question dans son ouvrage sur la *Politique ;* mais en général, ce philosophe n'est pas disposé à abonder dans le sens du colonel Amoros. On voit, par son livre, que la gymnastique et la musique, comme auxiliaires de l'éducation, n'avaient pas, dans son esprit, l'importance qu'on leur accordait généralement en Grèce.

mens que ces ressources réclament. On ne doit, au reste, pas oublier que l'exercice des forces musculaires convient plus particulièrement aux enfans dont les phénomènes nerveux paraissent dominer et dont l'irritabilité est très grande. Tel enfant qui serait appelé par son organisation à une profession paisible et casanière, est souvent destiné à en embrasser une qui exige une grande vigueur; tel autre qui aurait des dispositions athlétiques, si son éducation favorise cette tendance organique, finira par perdre en sensibilité et en intelligence ce qu'il gagnerait en énergie musculaire et en force; il convient donc de bien connaître la constitution de chaque enfant afin de pouvoir indiquer les moyens les plus propres à rendre l'exercice de leurs facultés plus facile et plus énergique. Le médecin ne doit pas oublier que la santé, entre autres conditions physiologiques, exige un certain équilibre entre les divers systèmes organiques, et surtout entre ceux de la sensibilité et de la locomotion. Les exercices qui développent l'intelligence conviennent aux hommes dont la force musculaire est prédominante, et les exercices qui développent la force musculaire conviennent surtout aux hommes dont la sensibilité est trop vive ou trop souvent excitée. Les premiers servent à adoucir les mœurs et sont surtout nécessaires aux montaguards, aux hommes qui mènent une vie pénible et grossière, les seconds servent à calmer les surexcitations nerveuses qui engendrent tant de souffrances bizarres, tant d'irrégularités dans les fonctions de la vie, et sont surtout nécessaires aux habitans des villes, aux oisifs, aux hommes de sciences et de lettres, et aux femmes.

Si le système lymphatique domine, ce qui se concilie souvent avec une grande irritabilité nerveuse, les exercices du corps doivent être recommandés avec persévérance. Si les personnes lymphatiques sont sujettes à un engourdissement général, ce qui est moins fréquent que ne le désirent les physiologistes, les exercices du corps et ceux de la sensibilité doivent être tour à tour réclamés. La constitution lymphatique est ordinairement la source de la plupart des maladies du système osseux, des déviations de la colonne vertébrale, des tumeurs, des engorgemens, etc. Le médecin doit employer, pour la transformer, tous les moyens qui sont en son pouvoir.

Tous les mouvemens que nous venons d'indiquer conviennent aux enfans des salles d'asile. Ils servent à accroître l'énergie de la nutrition et à développer leurs forces. Passons maintenant à l'examen de ceux qui servent à développer la sensibilité et à favoriser le développement de l'intelligence.

CHAPITRE X.

Des exercices qui agissent sur le système nerveux, et qui servent à développer la sensibilité et l'intelligence.

Sous le nom de sensibilité, les physiologistes comprennent deux ordres de faits très différens, quoiqu'ils prennent l'un et l'autre leur source dans les modifications du système nerveux. Au premier ordre appartiennent les impressions dites *morales* ou *de l'ame*, quoiqu'elles soient en grande partie communes aux animaux et à l'homme, et qu'elles soient par conséquent entièrement organiques. Au second ordre appartiennent les sensations, les perceptions, et en général toutes les aptitudes dites *intellectuelles* ou *de l'esprit*, quoiqu'elles soient comme les précédentes communes à l'homme et aux animaux, et qu'elles soient par conséquent entièrement organiques. Ces deux modes de la sensibilité ont été compris par les psychologistes sous le nom de *volonté* et d'*entendement*, ce qui a jeté une étrange confusion dans la science, confusion qui, nous l'espérons, ne tardera pas à disparaître. Les impulsions organiques, qui excitent l'homme à agir comme elles y poussent les animaux, ne doivent pas être confondues avec la volonté, qui est un acte du principe spirituel, qui est dans l'homme seul; et les aptitudes organiques qui servent à connaître les objets extérieurs sont loin de présenter l'ensemble des faits intellectuels de l'homme. Il importe que ces choses soient mieux étudiées et mieux exprimées, dans l'intérêt des progrès ultérieurs de l'éducation.

Il est des dispositions innées, c'est-à-dire, des conditions organiques et animales qui impulsionnent l'homme à telle ou à telle action. Constater ces dispositions, les bien connaître, développer celles qui sont conformes au but moral, les régler, les diriger, agir en un mot sur les conditions organiques dont elles dépendent, par des exercices commandés par le sentiment chrétien, telle est l'œuvre de l'éducation morale. Nous n'avons pas à nous en occuper ici; toutefois, nous croyons devoir engager les médecins et les directeurs des salles d'asile à examiner le naturel de chaque enfant, afin de ne négliger aucun des moyens qui peuvent agir sur ses penchans, les développer ou les combattre. Comme des observations prolongées et variées peuvent amener quelques résultats pour la science, nous leur conseillons de noter fidèlement les penchans très prononcés de chacun d'eux, en même temps que les conditions organiques de la physionomie ou de la tête, le tempérament et la constitution. Chez les enfans, les dispositions innées se montrent dans toute leur réalité, l'éducation et l'imitation ne les ont pas encore modifiées; il importe de faire ce qu'on n'a jamais essayé jusqu'ici, d'étudier des rapports qui existent entre les penchans, et les conditions organiques qui peuvent les trahir extérieurement, non chez les adultes, mais chez les enfans. Les salles d'asile offrent au médecin philosophe une occasion d'études psychologiques dont il doit savoir profiter. Il n'en résultera pas seulement un progrès dans la science, mais encore une source d'utiles applications à l'éducation que nous appellerions tout aussi bien physique que morale. En effet, qu'un enfant montre des dispositions à un égoïsme très prononcé, que les traits de sa physionomie soient l'expression de l'insensibilité la plus glaciale, et que personne ne puisse réveiller en lui la moindre sympathie, son éducation devra différer sur plusieurs points de celle qui convient aux enfans plus expressifs. Il sera bon, par exemple, de lui donner le spectacle d'une vive douleur, de l'appeler aussitôt qu'un accident aura eu lieu, de lui parler un langage propre à ébranler son imagination, de lui raconter des histoires capables de l'émouvoir vivement; il sera bon même de lui causer des émotions vives, mais non soudaines, sans exciter sa colère et sans réveiller ses dispositions antipathiques ; il faudra en un mot agir sans cesse sur son système nerveux de manière à développer les aptitudes expansives et sympathiques, et donner assez de force pour qu'elles rendent l'enfant moins insensible et moins égoïste. Ces moyens, qui seraient bons pour l'enfant dont nous parlons, seraient funestes à celui qui montrerait des dispositions opposées.

Parmi les exercices qui agissent sur les dispositions innées des enfans des salles d'asile, on doit citer en première ligne la règle commune à laquelle ils y sont soumis. Rien n'exerce sur le naturel des enfans une influence aussi heureuse qu'une règle qui impose à tous la même docilité et la même obéissance. Les plus sages d'entre eux étant leurs *moniteurs*, et ces moniteurs étant destinés par leur fonction à se faire imiter par les autres, il en résulte que l'instinct d'imitation servirait puissamment à combattre les autres impulsions naturelles qui pourraient être mauvaises, en même temps qu'à placer tous les enfans sous la règle commune. Ainsi, tout concourt dans les salles d'asile, et tout doit y concourir, à l'éducation morale de l'enfance. Il est inutile d'ajouter que le sentiment chrétien est le seul qui, en s'adressant à l'esprit, soit propre à diriger vers le bien toutes les impulsions organiques.

Il est un moyen généralement employé dans le monde pour l'éducation des hommes. Ce moyen consiste dans l'application des peines et des récompenses. Des codes ont été rédigés à cet effet dans les sociétés; il serait bon que dans les familles une règle générale, sage et bonne, fût adoptée dans l'intérêt des enfans. Dans les salles d'asile, des punitions ont lieu; elles consistent surtout à isoler l'enfant indocile, ce qui doit suffire, car son amour propre naissant s'en trouve vivement affecté. Il convient de lui répéter qu'on l'isole ainsi parce que son indocilité et ses fautes le rendent indigne de jouir des bienfaits dont jouissent ses camarades. Quant aux récompenses, il faut éviter qu'elles réveillent les penchans organiques qui donnent naissance à l'orgueil, à la vanité, à l'envie, etc. Les récompenses doivent toujours être un enseignement et non une jouissance personnelle; on doit faire sentir aux enfans que la plus grande des récompenses consiste dans le plaisir d'avoir obéi à Dieu, et de participer à ses bienfaits au milieu de ses camarades. Mais en voilà assez sur l'éducation morale et sur le naturel des enfans. Nous n'aurions pas abordé ce sujet si nous n'eussions cru devoir indiquer les lois physiologiques qui président à l'éducation morale en même temps qu'à l'éducation physique des enfans.

Il est des aptitudes organiques qui n'impulsionnent pas à agir, mais qui servent à connaître le monde extérieur et les phénomènes qu'il présente. Ce sont ces aptitudes organiques qu'on a désignées sous le nom d'*entendement*. Nous ne parlerons que de celles qui transmettent au cerveau les impressions du monde extérieur, et qui sont représentées par les cinq organes des sens. Nous devons auparavant avertir nos lecteurs que nous ne considérons pas les aptitudes et les impressions organiques intérieures ou extérieures comme les sources de toutes nos connaissances. Toutes celles qui ont un rapport plus ou moins direct avec la morale nous ont été révélées comme la morale elle-même. Nous nous sommes expliqués suffisamment à cet égard dans le second chapitre. Les cinq organes des sens transmettent au cerveau les impressions du monde extérieur; il importe que ces organes soient sains et convenablement exercés. Des organes cérébraux servent à distinguer ces impressions diverses, à les conserver, à les comparer, à les reproduire; il importe que ces organes soient exercés, afin que leurs fonctions s'accomplissent avec facilité et énergie. Quoique ces derniers organes ne soient pas plus connus que ceux qui donnent naissance aux penchans, nous pouvons établir, pour eux comme pour tous les organes du corps humain, qu'ils se développent en raison des exercices auxquels ils sont livrés. Revenons aux cinq organes des sens, car ils appartiennent plus directement à notre sujet. Les organes des sens étant en relation immédiate avec le système nerveux central, il faut se garder de les exciter trop vivement. Il importe toutefois de les disposer convenablement aux impressions diverses qui viendront agir sur eux dans le monde.

Du tact et du toucher. — La peau est le siége de ce sens qui nous transmet les impressions du chaud, du froid, du sec, de l'humide, de la forme, de la pesanteur, de la consistance, du nombre, de la mobilité et de l'immobilité des corps; mais celle de la température lui appartient seule sans partage; c'est là sa fonction exclusive. Ce sens est très développé chez les enfans; il entre en exercice dès le sein de la mère, il précède ainsi tous les autres. Il est de tous les sens celui qui peut obtenir le plus merveilleux développement. Trop de soins donnés à la peau en exaltent la sensibilité d'une manière qui peut devenir funeste; trop de négligence l'altèrent, l'amortissent et peuvent la détruire. Il importe que la peau des enfans soit à l'abri de ces deux inconvéniens; c'est ce qui a lieu dans les salles d'asile où les négligences dues à la misère et les attentions dues au luxe sont également écartées, et remplacées par une règle commune destinée à rendre les enfans intelligens, sains et actifs.

La sensibilité de la peau varie beaucoup chez les enfans. Il importe qu'ils soient aguerris contre les causes qui peuvent leur être incommodes sans leur être nuisibles. L'habitude et l'usage de l'eau froide modèrent cette sensibilité quand elle est trop vive; des frictions, des bains chauds lui conviennent quand elle a besoin d'être excitée. Chez les enfans, en général, la peau est très sensible sous le menton, au cou, sous les aisselles et dans l'intérieur de la main.

Le tact réside particulièrement au bout des doigts et dans les mains; c'est là surtout qu'il prend le nom de *toucher*. Les enfans éprouvent un grand plaisir à mettre la main sur tout ce qu'ils voient, ils sont poussés instinctivement à acquérir la connaissance des corps, connaissance qui exige une longue habitude pour devenir aussi aisée et pour ainsi dire aussi naturelle qu'elle l'est chez l'adulte. Il faut les laisser se livrer à ces exercices, pourvu qu'on ait soin d'éloigner d'eux tout ce qui pourrait leur nuire. Il importe cependant de ne pas leur laisser ignorer ces objets et de les familiariser avec eux.

On peut perfectionner ce sens et les aptitudes cérébrales qui en perçoivent les impressions, à l'aide de plusieurs exercices. Des prix peuvent servir à cela ; on peut donner aux enfans des pièces de monnaie ou d'autres objets à deviner au simple toucher, en leur fermant les yeux. On peut les habituer à comparer la pesanteur de divers objets, leur résistance, leurs formes et leur nature. Le tricot, qui est en usage dans la plupart des salles d'asile, nous semble très propre à perfectionner ce sens. En Angleterre, on apprend aux enfans aveugles à coudre, à filer, à chanter sur des notes et à faire des travaux très délicats. On pourrait exercer les enfans à plusieurs opérations qu'ils feraient avec les yeux bandés ou fermés. Il faut empêcher que la peau de la main soit calleuse ou malpropre, et que les ongles soient trop longs.

De l'ouïe.—La disposition physiologique de l'oreille est la première condition de l'exercice de ce sens. Si cette disposition est en défaut, elle doit être étudiée et devenir l'objet d'un traitement spécial. Quant aux soins hygiéniques, ils doivent surtout consister dans une grande propreté ; ils doivent tendre à écarter toutes les causes qui pourraient irriter les diverses parties de cet organe important. Les dispositions physiologiques des organes cérébraux destinés à la perception des sons, peut-être moins connues, sont aussi une condition indispensable de la perfection de l'ouïe.

L'ouïe, comme tous les autres sens, se développe beaucoup par un exercice modéré; elle se perfectionne par une habitude prise ou donnée avec discernement, elle s'use par la fatigue. Elle a besoin de plus longues intermittences que la vue. Un bruit continu affaiblit la sensibilité de l'organe, un bruit violent non continu l'ébranle vivement; une solitude silencieuse la rend très irritable. Il est important que les salles d'asile ne soient pas situées près d'une école d'artillerie, de l'atelier d'un forgeron, d'un torrent et qu'elles soient en un mot à l'abri de tout bruit violent, monotone ou continu. Toutes les causes qui agissent en surexcitant le cerveau tendent à altérer le sens de l'ouïe. Des sons désagréables causent un ébranlement pénible à tout le système nerveux, et peuvent rendre irritables et colères les caractères les plus doux. Des sons agréables produisent un effet contraire; ils perfectionnent les organes qui perçoivent les sons, en même temps qu'ils exercent une heureuse influence sur l'ensemble de l'organisme. Les enfans sont très sensibles à la mélodie, lorsqu'elle est simple et expressive; ils peuvent en retirer de très grands avantages pour le perfectionnement de ce sens; aussi avons-nous recommandé que les paroles chantées qu'on leur fait entendre, étant répétées, soient prononcées avec pureté et justesse. Les airs peuvent varier selon les impressions qu'on désire communiquer aux enfans. Il en est qui les reposent quand leur intelligence est fatiguée; d'autres qui les portent à la marche et à l'action ; il en est aussi qui les rendent ou gais ou tristes, silencieux ou bruyans; en général, les sons sagement modifiés peuvent exercer une grande et utile influence sur les dispositions naturelles des enfans; ils sont surtout très propres à exciter la sensibilité de ceux qui semblent n'exister que pour eux-mêmes.

Comme, aux heures de la récréation, les enfans font un bruit quelquefois étourdissant, il est bon de boucher l'oreille de ceux qui ont cet organe trop irritable ou malade. Tous les exercices des salles d'asile conviennent parfaitement au développement de ce sens et des organes cérébraux qui servent à la perception, à la mémoire et à la comparaison des divers sons. Mais pour cela, nous le répétons, il convient que les sons chantés ou articulés qu'on leur fait réciter soient produits avec pureté et simplicité. On peut habituer les enfans à trouver l'octave, la quinte, la tierce et les sept intervalles, afin de les disposer à distinguer le son de l'accord et celui des sons simultanés dont l'accord se compose, la mélodie, c'est-à-dire la suite des sons, et l'harmonie, qui est une suite d'accords ayant des intervalles consonnans. Qu'on se persuade que ces dispositions se développent plus aisément chez les enfans par l'imitation instinctive et par l'habitude, qu'à un âge plus avancé, *invitâ Minervâ*, par l'étude et le travail. Dans tous les cas, il importe de perfectionner les organes et de les développer convenablement. Si ces dispositions ne sont pas développées dès l'âge le plus tendre, il sera impossible de les redresser plus tard ; de même qu'il est impossible à un Chinois de prononcer le mot *Christus* autrement que *Ki-li-si-tu*, comme le rapportent les missionnaires.

De la vue.—Ce sens est sans contredit le plus précieux de tous. On ne saurait trop veiller à la conservation de l'organe qui en est le siége, et écarter avec trop de soin toutes les causes qui pourraient lui nuire. L'impression de la lumière doit être modérée. Trop vive, elle le fatigue et peut épuiser sa sensibilité, elle peut l'enflammer ou le paralyser. Ainsi l'éclat du soleil, la réflexion de la lumière sur la neige ou sur un sable blanc, les couleurs éclatantes et toutes les causes qui font succéder une vive lumière à une obscurité profonde, agissent vivement sur ce sens et peuvent l'affecter gravement. Une lumière trop faible le fatigue si l'on s'applique à discerner des objets, et elle rend l'œil très impressionnable. On peut reconnaître le degré de sensibilité de l'œil d'un enfant en observant l'effet que produit sur cet organe une couleur plus ou moins brillante; le rouge écarlate ou le rouge orangé, par exemple. Nous croyons qu'à l'aide d'une gamme chromatique on peut parvenir à avoir ainsi une mesure assez exacte de la sensibilité visuelle de chaque enfant. Les oppositions de couleurs sont très fatigantes, c'est ce qui nous fait désirer de voir un jour les livres s'imprimer sur du papier bleu ou vert, ou gris. Les vents, l'humidité, les brouillards, la fumée, occasionnent des ophtalmies; les enfans y sont sujets plus que les autres. Certains médicamens, qui agissent sur les yeux, doivent leur être donnés avec beaucoup de réserve; la jusquiame, le seigle ergoté et la belladonne sont de ce nombre. Lorsque la susceptibilité des yeux est trop grande chez un enfant, il faut la combattre dès le principe par des bains de pieds, des lavemens, des purgatifs, des collyres; mais il ne nous appartient pas de parler ici des nombreuses maladies auxquelles cet organe est exposé.

Il est des vices de conformation des diverses parties de l'œil dont nous croyons utile de nous occuper. Le globe de l'œil offre des variétés chez les divers enfans; il est plus arrondi ou plus aplati, plus saillant ou plus enfoncé dans l'orbite; chez quelques-uns il se montre tourné vers le nez ou vers la tempe, ce qui peut donner lieu au strabisme lorsque ces directions diffèrent dans le même individu. Il y a plusieurs moyens qui servent à prévenir cette disposition vicieuse, et il en est fort peu qui servent à la corriger; le médecin ne doit négliger ni les uns ni les autres. Il doit donner aux parens et aux directeurs des enfans des conseils propres à combattre à temps ce vice organique qui est incurable à un âge plus avancé. Le strabisme consiste dans la faiblesse ou dans la paralysie d'un ou de plusieurs muscles qui servent à mouvoir l'œil. Le moyen principal dont on puisse obtenir quelques succès, dans le principe du mal, consiste à exercer le muscle affaibli; il faut alors couvrir l'œil sain et forcer l'autre à se porter en dehors, s'il est dirigé vers le nez. S'il est impossible de faire exécuter ce mouvement, on doit croire que le muscle est paralysé : il n'y a alors plus de ressource. Dans les cas où le globe de l'œil est trop arrondi, la vue ne peut avoir lieu qu'à des distances très rapprochées. Un certain nombre d'enfans apportent en naissant ce vice de conformation. Dans les salles d'asile les dispositions à la myopie sont loin d'être favorisées, car les enfans doivent distinguer les lettres écrites sur des pancartes placées à une assez grande distance, et l'on sait que le défaut d'exercice de la vue ou l'habitude de voir continuellement des objets trop rapprochés contribuent à produire ce vice de conformation. La myopie est en effet plus commune dans les villes, où la vue est limitée, que dans les campagnes où l'horizon est très étendu. Aux enfans à qui on a reconnu une disposition à la myopie, il sera toujours bon de faire regarder des objets éloignés. Les ablutions habituelles de la figure et des yeux avec de l'eau froide seront salutaires. Il faut retarder l'instant où les myopes doivent prendre des lunettes, puisqu'elles augmentent le mal. La presbitie est le vice de conformation directement opposé à la myopie : elle tient à l'aplatissement du globe de l'œil. Elle est extrêmement rare chez les enfans, ce qui tient à ce que les flüides de l'œil abondent à cet âge, et qu'ils peuvent être absorbés plus tard. La densité des humeurs varie aussi avec l'âge. Le globe de l'œil a une grosseur remarquable dans l'enfance, c'est la partie du corps qui semble croître le moins.

Pour exercer les enfans à percevoir et à comparer les impressions que l'œil transmet au cerveau, et à en conserver le souvenir, il suffit de les habituer à reconnaître les divers objets, leurs diverses nuances, les différences qui les séparent et les formes qui les distinguent, et à voir clair, vite, à toute distance et long-temps. On peut les exercer à cette perception en leur faisant comparer les couleurs d'une échelle chromatique très étendue avec celles des objets qui les entourent.

De l'odorat. —Parmi les idées qui naissent de ce sens, il en est plusieurs qui sont relatives à l'alimentation et à la respiration. L'odeur des mets éveille l'appétit ou excite de la répugnance. L'odorat sert à la respiration en indiquant la présence dans l'air d'émanations étrangères qui peuvent êtres nuisibles et auxquelles on doit se soustraire. L'influence des odeurs sur le cerveau est très grande; elles excitent vivement la sensibilité nerveuse; c'est pour cette raison que Rousseau appelle l'odorat le *sens de l'imagination*, ce qui ne prouve pas autre chose que l'exaltation de ce sens chez cet écrivain impressionnable. Il aurait pu en dire autant de l'ame. Un son réveille au moins autant de souvenirs qu'une odeur, et plusieurs sons peuvent être simultanément ou successivement entendus dans quelques minutes, tandis que les odeurs ne sauraient se succéder aussi rapidement. Quelle puissance peut rivaliser avec la musique quand il s'agit d'exciter l'imagination de l'homme? L'exercice de ce sens est moins nécessaire que celui de la vue, de l'ouïe et du toucher. Il peut être très faible sans que l'intelligence en paraisse rétrécie; mais il est indispensable aux personnes qui sont destinée à certaines professions, et qui doivent distinguer les objets par les odeurs. Il faut éviter d'exciter trop vivement cet organe chez les enfans nerveux et sanguins; mais il ne faut pas leur refuser les jouissances qui, en exerçant ce sens, charment leur imagination. Diverses fleurs odorantes doivent leur être présentées souvent, afin qu'ils s'habituent à les distinguer par l'odorat, et qu'ils les nomment sans les avoir vues. On peut employer, pour exercer les organes cérébraux qui perçoivent et distinguent les odeurs, la même méthode que celle que nous avons conseillée ponr les autres sens.

Le coriza ou rhume de cerveau affaiblit ou suspend l'odorat; l'habitude des odeurs fortes le blase si la volonté n'acquiert pas celle de les distinguer; la sécheresse et plusieurs affections chroniques de la membrane pituiteuse et des fosses nasales le détruisent. Le médecin, quand il les a reconnus, doit s'efforcer de les guérir. Il doit avoir soin de proscrire toutes les odeurs irritantes ou narcotiques qui tendent à affecter le système nerveux.

Du goût.—Ce sens est celui qui a le plus d'analogie avec l'odorat, mais il est beaucoup plus simple; les idées auxquelles il donne lieu sont moins nombreuses, il n'a de grandes affinités qu'avec les organes digestifs. Le siége de ce sens est presque exclusivement à la langue. Nous le regardons comme un organe de jouissance bien plus que comme un organe de conservation. Les attraits que rencontre ce sens ne demandent pas que nous l'exercions trop chez les enfans. Toutefois, comme il contribue à perfectionner les opérations de l'intelligence, on peut les appeler à reconnaître par le goût les diverses substances alimentaires et les diverses boissons qu'on leur présente, sans qu'ils puissent les distinguer par la vue, et s'il est possible par l'odorat. Plusieurs substances peuvent être dissoutes dans l'eau ou mêlées à ce liquide; les enfans, en goûtant cette eau avec l'intention de reconnaître ces substances, s'exerceront à distinguer et comparer les saveurs. Les organes qui servent à ces fonctions se développent, et cette aptitude ainsi développée pourra être utile dans certaines professions; elle ne doit au reste jamais être dédaignée dans un ménage.

Ce sens doit donc être exercé par un travail tout intellectuel qui l'empêche de se blaser en même temps qu'il ne l'excite pas dans un intérêt de jouissance. La perception des saveurs gagne par l'habitude ce que la sensation perd par les raffinemens de la gourmandise. Les enfans sont très friands de choses sucrées et des fruits en général, mais leurs fantaisies ne vont pas au-delà. Plus tard les acides sont recherchés ainsi que le régime animal. Il faut que les mets ne leur soient servis qu'avec de simples assaisonnemens, comme nous l'avons déjà dit.

Des maladies peuvent nuire à l'exercice de ce sens et l'anéantir; le médecin doit les combattre; il doit surtout recommander l'abstinence, qui est alors tout-à-fait indiquée.

Avant de terminer ce chapitre, nous devons rappeler à nos lecteurs qu'il ne s'agit pas seulement d'exercer les organes des sens externes ou internes, ceux qui transmettent au cerveau les impressions extérieures et ceux qui les perçoivent, mais qu'il s'agit encore d'appeler la volonté à commander à ces sens l'attention qui accroît leur énergie. Mais les enfans des salles d'asile sont trop faibles pour que cette attention puisse être réclamée souvent et long-temps. La volonté doit surtout y être appelée à faire le bien et à éviter le mal, à combattre les dispositions vicieuses et à développer celles qui peuvent être bonnes. L'éducation des salles d'asile doit en un mot être plus morale qu'intellectuelle.

CHAPITRE XI.

Des affections que les médecins peuvent traiter dans les salles d'asile, et des médicamens qui doivent composer la pharmacie de ces établissemens. Projet d'un réglement sanitaire des salles d'asile.

Pour exercer sur l'avenir des enfans une influence salutaire, il ne suffit pas d'employer à leur égard tous les moyens hygiéniques que nous avons indiqués; il faut encore recourir à des moyens thérapeutiques, c'est-à-dire, à des médicamens propres à combattre les causes qui nuisent à leur santé et à leur développement. Dans tous les cas où les moyens hygiéniques peuvent suffire, le médecin devra les préférer; c'est à ces moyens qu'il aura surtout recours lorsqu'il voudra combattre certaines affections qui tiennent plus au tempérament, à la constitution, à des dispositions générales, qu'à un organe particulier. Il est inutile d'ajouter que, dans l'emploi de ces moyens, il aura égard à la température, aux saisons, aux conditions de chacun. Comme tous ces préceptes ne s'adresent pas aux personnes étrangères à la science, et que les médecins les connaissent aussi bien que nous, nous n'insisterons pas sur ce sujet. Ils savent, par exemple, que si le régime alimentaire choisi parmi les substances végétales convient mieux que tout autre aux enfans en général, l'usage des viandes peut être utilement conseillé dans le cas où la constitution lymphatique domine ; ils savent que les boissons légèrement excitantes, l'action du soleil, les veilles prolongées, les bains de sable chaud, etc., conviennent parfaitement aux enfans qui présentent cette constitution, tandis qu'ils ne conviennent pas à ceux dont le tempérament est plutôt sanguin ou nerveux. Nous nous bornerons, à cet égard, à recommander à nos confrères de ne négliger aucun des enfans qui peuvent souffrir de la règle commune, et qui réclament des attentions exceptionnelles.

Quant aux affections que le médecin peut et doit traiter dans les salles d'asile, elles exigent qu'un certain nombre de médicamens soient mis à sa disposition, afin que ses prescriptions soient efficaces et facilement exécutées. Il importe de concilier l'économie avec l'utilité des ordonnances, car le médecin ne doit jamais oublier que les salles d'asile ne sont pas des hospices et qu'il ne doit y employer des médicamens que pour combattre les affections qui permettent aux enfans d'y venir et d'y prendre part aux exercices. La médication doit y être simple, le luxe des formules doit en être banni; les médicamens actifs doivent être employés avec beaucoup de réserve; il faut bien se garder de prodiguer aux enfans des agens thérapeutiques qui leur conviennent d'autant moins qu'ils soient plus jeunes. C'est surtout dans l'emploi de ces moyens que le médecin doit se conduire avec la prudence et le discernement qui sont les qualités les plus précieuses dans l'exercice de sa profession.

Nous ne croyons pas qu'il soit nécessaire d'indiquer ici toutes les maladies que le médecin d'une salle d'asile peut y traiter, moins encore d'indiquer le traitement qu'il doit adopter; nos confrères n'ont pas besoin que nous leur rappelions ce que leurs occupations habituelles les empêchent d'oublier jamais. Toutefois, il est des faits particuliers aux salles d'asile; nous devons leur transmettre les résultats de notre expérience particulière.

A l'âge où l'on reçoit les enfans dans les salles d'asile, le travail de la première dentition est en général achevé. La prédisposition aux maladies convulsives diminue alors et tend à disparaître; mais l'enfant reste encore exposé à un grand nombre de maladies, parmi lesquelles nous devons nommer la petite vérole. Cette maladie peut être prévenue quatre-vingt-dix-neuf fois sur cent par la vaccine.

Tout enfant qui arrive pour la première fois à une salle d'asile, doit être vacciné ; s'il ne l'a pas été, il doit l'être immédiatement.

Des affections scrophuleuses.

C'est surtout dans l'enfance qu'on voit apparaître le rachitisme et les scrophules, qui sont souvent le résultat d'un allaitement de mauvaise nature, d'un vice héréditaire, d'une habitation dans les lieux bas et humides, peu éclairés, d'une alimentation malsaine, trop abondante, et trop peu nutritive. Aux modifications que nous avons déjà conseillées dans le régime alimentaire et dans les exercices du corps, nous ajouterons l'emploi des frictions sèches, l'exposition à la lumière du soleil. Le carreau, autre maladie de la première enfance, reconnaît les mêmes causes que le rachitisme ; il est surtout causé par des indigestions fréquentes, et par l'habitude de laisser les enfans manger à toute heure et tout ce qu'ils veulent.

On sait que le *rachitis* se guérit de lui-même, lorsque la constitution se fortifie et à mesure que le développement a lieu, ce qui n'arrive pas lorsque d'autres maladies chroniques ou aiguës viennent le compliquer. Il faut avoir égard à ces complications, et les combattre avant de chercher à détruire l'affection principale. Pour remédier à cette affection, si l'état des voies gastriques et intestinales le permet, il convient d'employer les excitans toniques et amers, surtout la gentiane et le quinquina qu'on peut administrer sous plusieurs formes. A l'extérieur il ne faut pas négliger les bains aromatiques, dont l'usage peut avoir lieu dans les salles d'asile. Le bouillon et les sucs de viande, les œufs, leur convenant mieux que les fruits, le lait ou les farineux, il sera bon de leur en procurer. On peut leur donner des boissons toniques, et recommander aux parens qu'ils soient couchés sur des paillassons soit de fougère, soit de plantes aromatiques. L'exercice ne convient parfaitement que lorsque la courbure des os tend à cesser, car il faut éviter de l'augmenter par le poids du corps.

Les altérations morbides qui manifestent l'*affection scrophuleuse* se développent sur les glandes du cou, de la tête, du ventre, des poumons, des membres; tous les organes peuvent en être atteints, surtout ceux d'une nature spongieuse. Les extrémités articulaires des os, les articulations, les yeux, en sont souvent affectés. L'affection scrophuleuse vient ordinairement depuis l'âge de trois ans jusqu'à sept. Les pères paraissent la transmettre aux enfans plus particulièrement que les mères; elle n'est pas contagieuse comme on l'a cru. Les toniques conviennent dans les premiers degrés de cette maladie; le quinquina, l'oxide de fer, le houblon, l'hydrochlorate d'ammoniaque sont indiqués sous différentes formes. Lorsque des abcès scrophuleux tendent à se former, ce qui a lieu sans que l'enfant soit atteint de la fièvre et sans qu'il perde l'appétit, et qu'on ne peut en obtenir la résolution, il convient de les ouvrir de bonne heure avec le bistouri, soit que ces abcès soient entamés, soit qu'ils aient leur siége dans les glandes lymphatiques. Pour obtenir cette résorption ou pour obtenir la résolution des tumeurs qui précèdent les abcès, on doit employer les emplâtres de savon, des linimens excitans, des pommades mercurielles et hydriodatées; mais nous devons avouer que ces moyens réussissent rarement, malgré les traditions médicales que nous respectons infiniment tout en les trouvant très routinières. L'usage des sangsues, dès les premiers jours, n'a jamais arrêté le développement de ces tumeurs, lorsque nous y avons recouru. Comme les médicamens doivent être donnés aux enfans avec grande réserve, nous nous faisons un devoir d'engager nos confrères à n'ordonner que ceux dont l'utilité leur est démontrée par une expérience personnelle. Lorsque les abcès ont été ouverts par le bistouri, ils se cicatrisent moins difficilement que lorsqu'ils se sont ouverts spontanément. Il convient donc de recourir à cet instrument toutes les fois qu'un abcès peut être ouvert sans inconvénient. Dans le cas où les ulcères deviennent sanieux, putrides, on a recours avec avantage aux tranches de citron, au quinquina en poudre, au camphre; lorsqu'ils sont douloureux, il faut employer le cérat opiacé et les cataplasmes émolliens.

Le *carreau* est une affection tuberculeuse des glandes du mésentère. Lorsque cette maladie est récente, et si elle n'est encore qu'au premier degré de sa marche, elle n'empêche pas les enfans de venir à la salle d'asile. Le carreau indolent, surtout celui qui ne donne lieu à aucune douleur ni à aucun symptôme général, peut parfaitement permettre leur présence au milieu de leurs camarades. Cette maladie, quoique peu douloureuse au début, doit fixer l'attention du médecin, car alors seulement elle offre quelque chance de guérison; quand elle est avancée, les secours de l'art les mieux administrés sont inutiles. Le traitement de cette affection est le même que celui de l'affection scrophuleuse, ces deux maladies étant de même nature et reconnaissant les mêmes causes. Les bains froids, la rhubarbe, l'acétate de potasse, peuvent être employés avec quelque succès. C'est surtout aux enfans disposés à cette maladie que l'exercice, l'air pur et les frictions excitantes doivent faire le plus grand bien.

Il est une maladie qui, chez les enfans, dépend

en général du vice scrophuleux et qui porte le nom de *spina ventosa*. C'est une affection des os qui consiste surtout dans la distension, l'amincissement et la perforation du canal médullaire. Elle peut se développer aussi dans les os du métacarpe, du métartarse (les os de la main ou du pied). Elle est accompagnée d'un gonflement dur de l'os malade, sans douleur vive; à ce gonflement succèdent des ulcérations qui donnent issue à un pus séreux et sanguinolent, qui répondent à des trajets fistuleux et à des ouvertures profondes qui existent dans l'os malade. Il peut arriver que la partie d'os malade se nécrose, se sépare, et que la guérison s'opère à la suite de cet effort de la nature.

La nature est dans cette affection, comme dans une foule d'autres, le meilleur médecin, ce qui n'empêche pas de déployer, pour la combattre, toutes les ressources de la pharmacie et très inutilement. Dans le spina des enfans, l'incision et la cautérisation sont un des moyens que le succès a couronnés. On ne doit jamais ouvrir les tumeurs; il faut se borner à calmer les douleurs par des applications de cataplasmes opiacés, de jusquiame, de morelle, et par des fomentations opiacées. Lorsque le mal a fait des progrès et que la constitution du malade en est affectée, lorsque plusieurs trajets fistuleux parcourent les parties molles et les altèrent, il ne s'agit de rien moins que de pratiquer l'amputation du membre. Nous devons cependant reconnaître que les cas où l'on doit avoir recours à cette opération sont heureusement très rares, et que ceux, beaucoup plus graves, où les os de la colonne vertébrale sont affectés de cette maladie, dans lesquels, par conséquent, on ne pourrait pas même avoir recours à ce triste moyen, sont heureusement plus rares encore.

Des affections cutanées.

Il est d'autres maladies auxquelles les enfans échappent très rarement. Ce sont diverses affections de la peau. Nous n'aurons pas à nous occuper de celles qui suivent une marche aiguë ou qui sont contagieuses, car les enfans qui en sont affectés ne peuvent rester dans l'asile. Nous ne parlerons donc pas de la petite vérole, de la rougeole, de la fièvre scarlatine, de la roséole, de la teigne flaveuse, etc. Nous nous bornerons à parler de celles qui, n'étant ni contagieuses, ni aiguës, peuvent permettre aux enfans de jouir des bienfaits de la salle d'asile. Telles sont la croûte laiteuse des enfans, les dartres, et la vermine, la teigne muqueuse, etc.

La *croûte laiteuse* se prolonge quelquefois au-delà de la première dentition. Il ne faut pas la confondre avec la teigne muqueuse. Dans la première, les croûtes sont ordinairement sèches et moins épaisses; dans la seconde, elles sont molles, verdâtres ou cendrées. Si le suintement qui donne lieu à ces croûtes vient à se supprimer, il survient des engorgemens glanduleux, des ophtalmies, des dyarrhées; nous avons vu chez un enfant un gonflement très considérable et très douloureux se manifester subitement dans la jambe toutes les fois que ce suintement venait à se supprimer. Par elle-même, cette maladie n'est pas dangereuse. Il suffit de laver fréquemment les parties affectées avec un liquide émollient plus ou moins opiacé à l'aide de têtes de pavot. Si cette affection tient au vice scrophuleux, on insistera sur les amers; si elle dépend du vice dartreux, ou aura recours aux chicoracées, aux extraits de fumeterre, à la décoction de dulcamère. Quelquefois un vésicatoire est très utile, à la nuque ou derrière les oreilles, s'il survient de la céphalalgie, de la suffocation ou des maux d'yeux.

Les *dartres* sont en général peu rebelles chez les enfans; elles cèdent souvent à l'administration d'une tisane de racine de patience ou de fumeterre, que l'on fera bien de couper avec du lait. Si toutefois elles tiennent à la diathère scrophuleuse, il faut employer un traitement anti-scorbutique. Dans le cas où elles seraient douloureuses et enflammées, il faudrait les calmer par des applications émollientes. Les bains sont très propres à combattre les variétés les plus bénignes de cette affection.

La *teigne* est un exanthême chronique du tissu cellulaire du cuir chevelu. De là résultent la rougeur, le prurit, la douleur des parties affectées et la desquamation de l'épiderme. Elle se manifeste d'abord par des vésicules entourées d'un cercle rouge qui s'ouvrent spontanément lorsque l'enfant ne les déchire pas lui-même, pour donner lieu à un suintement fétide qui agglutine les cheveux en se desséchant et donne naissance à des croûtes très épaisses. Abandonnée à elle-même, la teigne dure plusieurs années; elle guérit assez souvent vers l'âge de sept ans. Il y a plusieurs espèce de teignes, nous ne parlerons ici que de celle qui est la plus commune, et qu'on appelle teigne *muqueuse*, qu'il ne faut pas confondre avec la croûte de lait qui est plns simple, moins sujette à des gonflemens glanduleux et à d'autres complications morbides. Cette espèce de teigne n'attaque pas seulement le cuir chevelu, mais elle peut encore s'étendre sur le front, les tempes et les oreilles. La suppression subite de cet exanthême peut amener de graves accidens. On doit mettre les malades à l'usage des amers. Des soins de propreté sont indispensables. Les médicamens que l'on administre contre cette affection sont le plus souvent infructueux. Ce qu'il importe de ne pas négliger, c'est de faire tomber de temps en temps les croûtes en appliquant sur la tête qu'on a rasée, des cataplasmes émolliens, tièdes. Le charbon uni au soufre dans une pommade, est un moyen très utile dont on doit se servir lorsque l'on a obtenu la chute des croûtes. La teigne muqueuse n'est pas contagieuse.

Nous croyons devoir faire connaître aux directeurs les signes qui caractérisent la *gale*. Comme cette affection n'est pas accompagnée de fièvre, et qu'il est très-facile de ne pas l'apercevoir pendant plusieurs jours, ce qui pourrait avoir des inconvéniens, nous devons recommander aux directeurs des salles d'asile de ne pas oublier ce que nous allons dire : La gale se distingue par de petits boutons arrondis, peu saillans, sans rougeur de la peau. Ces boutons se remarquent surtout dans les intervalles des doigts, aux poignets, aux aînes, aux aisselles ; elle cause un prurit insupportable, qui porte les enfans à se gratter sans cesse. Quelquefois il suinte de ces boutons une sérosité qui forme des croûtes sous lesquelles le fluide s'accumule. Aussitôt que l'on aura aperçu des boutons présentant ces caractères, on devra éloigner ces enfans de l'asile.

Il est difficile de déterminer l'origine de ce grand nombre de poux qui dévorent la tête de quelques enfans. Il ne faut pas confondre les ulcères de la tête qui sont produits par la *vermine*, avec ceux qui résultent de la teigne; on les distingue à l'odeur des croûtes et à leur forme qui diffèrent. Outre les soins de propreté que nous avons recommandés ailleurs, on fait très bien d'employer la pommade mercurielle avant que les ulcères se soient formés. Il est remarquable que la disparition trop prompte des ulcérations auxquelles la présence de ces poux a pu donner lieu, ou qui a pu les produire, que la disparition subite des poux eux-mêmes, lorsque aucune ulcération n'a eu lieu, sont suivies quelquefois d'ophtalmies, de maux de tête et d'autres affections plus ou moins graves.

Des maladies des voies aériennes.

Le *corysa* ou le *catarrhe nasal* consiste dans l'irritation de la membrane muqueuse qui tapisse les membranes. Le refroidissement des pieds en est la cause la plus ordinaire. Il faut empêcher qu'il ne passe à un état chronique ou habituel. Il faut bassiner les narines avec des décoctions émollientes pour enlever le mucus qui les remplit et s'oppose à la respiration par cette partie. Il faut avoir soin d'exiger que les enfans atteints de cette affection ne soient pas exposés au froid, à l'humidité, que leurs pieds surtout en soient à l'abri.

Nous ne parlons pas de l'*angine*(1) et des diverses variétés de cette affection qui ne sauraient être traitées dans les salles d'asile. Il en est de même du catharre pulmonaire, de l'inflammation des bronches et de celle des poumons. Mais lorsqu'un enfant est atteint d'une irritation légère ou chronique des voies aériennes, il n'est pas nécessaire de l'éloigner de l'asile, il convient au contraire de l'y garder, afin de lui administrer tous les petits soins qu'exige un rhume plus ou moins violent. Les tisanes pectorales, les sirops de gomme ou de guimauve, une température douce, une nourriture moins abondante, etc., tels sont les soins qu'il peut trouver dans une salle d'asile. Nous voyons tous les jours un grand nombre d'enfans que les variations de la température disposent aux rhumes, venir régulièrement dans les salles

(1) On donne le nom d'*angine* à plusieurs inflammations de la gorge qui affectent des organes différens, et qui sont souvent de nature différente. La plus ordinaire a son siége dans la membrane muqueuse qui tapisse l'isthme du gosier, la toile du palais, ses piliers et les amygdales. On reconnaît cette affection à la gêne de la déglutition, au timbre nasonné de la voix, à la sécheresse et à la rougeur de la membrane malade, au gonflement de la luette et des piliers du voile du palais. A ces symptômes succède une exhalaison d'une mucosité jaunâtre ou grisâtre. Lorsque la maladie se borne à ces symptômes, elle est peu grave; mais s'il s'y joint de la douleur en avalant, des douleurs de tête, de la fièvre, il ne faut pas hésiter à renvoyer les malades à leur famille; ils doivent cesser de fréquenter l'asile.

d'asile et s'y guérir plus vite que ceux qui restent chez leurs parens. Lorsque les catarrhes chroniques sont opiniâtres, il faut recourir à des exutoires en même temps qu'à des toniques seuls ou coupés avec du lait, et à des opiacés. Le *phellandrium aquaticum* et le lichen d'Islande sont d'un excellent secours contre cette affection. Si le catarrhe est compliqué d'un catharre gastrique, le vomissement devra être provoqué. L'hydromel acidulé conviendra parfaitement dans ce cas comme boisson.

Nous devons parler du *catarrhe suffocant*, qu'il ne faut pas confondre avec la coqueluche dont nous parlerons bientôt. La toux, dans cette espèce de catarrhe, a souvent un caractère très alarmant, mais comme les intervalles entre les accès sont assez longs, et comme, pendant les intervalles, l'enfant peut être sans fièvre, il est très important qu'on en connaisse les signes caractéristiques afin qu'on ne confonde pas cette affection avec le croup, l'angine laryngée ou le catarrhe pulmonaire. Elle consiste dans une accumulation plus ou moins grande des mucosités qui obstruent les bronches et empêchent de respirer. Elle peut être précédée de diarrhée ou d'un rhume ordinaire; elle peut aussi survenir tout-à-coup. Pendant la nuit l'enfant se réveille avec une grande oppression, sa respiration est sifflante; son pouls, pendant la nuit surtout, est petit et accéléré; le malade devient pâle et faible; sa voix est rauque et sifflante; sa parole est entrecoupée par suite de la difficulté de respirer : l'affaiblissement qui survient l'empêche quelquefois de tousser; c'est dans ce cas que la suffocation semble devenir imminente.

Le traitement consiste dans l'emploi des moyens qui tendent à débarrasser les voies aériennes et à obtenir une dérivation sur la peau ou sur la membrane muqueuse de l'estomac. Le tartre stibié est un médicament précieux qui réunit ces avantages, en même temps qu'il détermine une transpiration abondante. On peut en donner un grain dissous dans une certaine quantité d'eau sucrée; en donnant dans la matinée quelques cuillérées de cette eau toutes les demi-heures, jusqu'à ce que le vomissement ait lieu, on obtiendra l'effet désiré. A ce moyen, s'il ne procure pas un prompt soulagement, il faut ajouter les bains de pieds à la moutarde, les lavemens purgatifs et les vésicatoires. On pourra aussi recourir à des purgatifs et à des amers, tels que la rhubarbe, l'extrait de gentiane, etc. Ce catarrhe dure ordinairement plusieurs semaines et quelquefois même plusieurs mois. Les enfans dont les parens ne peuvent pas s'occuper et ceux dont les accès de cette toux sont très éloignés les uns des autres, seront mieux à l'asile qu'à la maison;

mais il faut employer à leur égard toutes les précautions dont nous avons souvent parlé. Nous conseillons aux directeurs de séparer les malades de leurs petits camarades, et de les conduire dans une pièce voisine, à l'instant même ou les accès de toux ont commencé.

Si un enfant d'une salle d'asile venait à être atteint du *spasme aigu* de la *poitrine* et du *larynx*, on ne saurait recourir trop tôt aux soins du médecin, le plus voisin d'entre ceux qui inspirent quelque confiance. Il ne faut pas retarder d'un seul instant. La durée de cette affection n'est que de quelques heures, et elle est presque toujours mortelle; elle se déclare en général au commencement de la nuit, mais elle peut avoir lieu à toute autre heure. Elle consiste dans une forte oppression et une suffocation, ou bien dans une sorte de constriction de la poitrine. Celle-ci se soulève d'une manière brusque; il y a de violentes palpitations; le diaphragme et le larynx participent à cet état convulsif, l'anxiété est extrême, et la respiration est quelquefois presque suspendue. Le visage présente la pâleur de la syncope ou bien la lividité de l'apoplexie. Les accès présentent quelquefois un caractère de périodicité qu'il est important de connaître, car rarement le troisième accès arrive sans asphyxier le malade. Cette affection est très-rare.

Les moyens à employer sont, il faut le dire, plus nombreux qu'efficaces. Le musc, l'opium, l'assa fœtida, le mercure doux, les fleurs de pin, etc., ont été tour à tour essayés et abandonnés. Pour nous, nous donnons sans hésiter la préférence à l'assa fœtida, prescrite à la dose de deux gros suspendus dans un jaune d'œuf et délayée dans deux onces d'eau de pouliot et autant d'eau de menthe, et administrée par cuillérées à bouche toute les heures. On peut employer ce médicament en lavemens. Les exutoires qui agissent le plus promptement, doivent aussi être mis en usage. Des frictions ammoniacales sont celles qui irritent le plus vivement et le plus promptement la peau. Elles doivent être pratiquées sur le cou et la poitrine.

La *coqueluche* est une affection longue et pénible, que la fièvre n'accompagne presque jamais. Les enfans peuvent en être atteints sans qu'il soit nécessaire de leur interdire l'entrée des asiles, d'autant plus que les accès de toux ont lieu rarement pendant le jour, et qu'ils sont surtout fréquens pendant la nuit. On peut, si ceux qui en sont atteints ont des accès de toux trop bruyans et trop fréquens, ne pas exiger d'eux qu'ils soient sur le gradin avec leurs camarades : on pourra les en séparer et les laisser sur le lit de camp disposé aux enfans malades. Si cependant l'enfant appartient à des parens qui peuvent le soigner convenablement, il faut les engager à le garder chez eux, car, autant que possible, il faut éviter de laisser aux enfans le spectacle d'un mouvement organique violent et convulsif, qui est souvent contagieux *par imitation*, quoiqu'il ne le soit jamais par le *contact*. Il convient de combattre cette affection dès les premiers jours, en provoquant une abondante transpiration. Plus tard tous les moyens échouent. Nous ne devons pas ici rappeler tous les remèdes qui sont proposés tous les jours pour la combattre et qui ne la combattent jamais. Nous dédaignons d'autant plus cette liste obligée de médicamens toujours indiqués et toujours reconnus impuissans, que notre but est d'appeler sur l'enfant les soins hygiéniques qui préviennent les maladies, plutôt que les soins thérapeutiques qui peuvent les guérir. Au reste, pour la maladie qui nous occupe, les moyens qu'on peut lui opposer varient avec les degrés auxquels elle est parvenue; elle réclame tantôt les révulsifs, tantôt les purgatifs, tantôt les antispasmodiques, et quelquefois les antiphlogistiques. Cela suffit pour éloigner toute confiance dans les remèdes spécifiques qu'on a souvent proposés. Il appartient au médecin de savoir si le sirop de M. Boullay peut être employé avec succès. Nous le laissons juge du traitement qu'il croira le meilleur, et nous nous bornerons à rappeler aux direc teurs que les quintes sont d'autant plus fortes que les repas sont plus copieux, et que par conséquent il faut n'accorder aux enfans qu'une nourriture légère et liquide. Les farines, les potages, les fruits, les légumes et le lait sont, dans ce cas, les alimens les plus favorables.

Des maladies des voies digestives.

Des enfans peuvent être sujets aux *vomissemens* sans que leur santé en soit visiblement altérée. Ceux qui mangent beaucoup de pâtisseries ou des viandes trop grasses y sont exposés; on devra obtenir un changement de régime. Lorsque le vomissement dépend d'une grande susceptibilité de l'estomac, l'administration des amers est très utile, ainsi que l'application sur l'épigastre d'un emplâtre de thériaque. Si on l'attribue à une irritation gastrique, il faudra conseiller les bains, les fomentations émollientes sur la région de l'estomac, et, dans certains cas, quelques sangsues seront utilement appliquées. Si l'on soupçonne que le vomissement soit dû à la présence des vers, on devra combattre cette cause par les purgatifs qui sont le plus en usage.

La *diarrhée* est plus ou moins grave, selon les causes qui la produisent. On devra recourir à l'usage des boissons adoucissantes, telles qu'une dissolution de gomme arabique ou une eau de riz légère. Des lavemens émolliens peuvent être donnés à l'asile; quelques têtes de pavots et des feuilles de mauve suffisent pour cela. La quantité des alimens doit être diminuée, malgré la faim que les petits malades peuvent avoir dans le cours de cette affection. Si les symptômes deviennent graves et annoncent une vive irritation du canal intestinal, ou une affection générale, grave et dangereuse, l'enfant doit cesser de venir à l'asile, où les soins qu'il réclame ne sauraient lui être donnés. Souvent la diarrhée des enfans dépend d'un changement subit de la température et d'une suppression de transpiration qui en est la suite. Il faut alors engager les parens à tenir leurs enfans dans leur lit, à solliciter les sueurs à l'aide des infusions de sureau ou de bourrache, et à les tenir dans une température qui rende la transpiration plus facile.

Les *indigestions* sont fréquentes chez les enfans, ce qui tient à l'avidité avec laquelle ils introduisent dans leur estomac une quantité considérable d'alimens. Il faut cependant ne pas s'y méprendre; souvent les indigestions tiennent à une affection cérébrale qu'il convient de reconnaître tout de suite afin de la combattre à temps. Chez les enfans, les indigestions, qu'il ne faut pas confondre avec le vomissement dont nous avons parlé, sont rarement suivies d'inflammations chroniques de l'estomac ou de l'intestin. La qualité et la quantité des alimens doivent d'abord attirer l'attention des personnes qui surveillent les enfans; des boissons légèrement excitantes, telles qu'une infusion de thé noir, ou quelques gouttes d'eau de fleurs d'orange dans un demi-verre d'eau sucrée, doivent leur être administrées. Si les signes de congestions cérébrales se manifestent, il faudra recourir aux bains de pieds sinapisés, à quelques sangsues derrière les oreilles, à des lavemens purgatifs. Les *constipations* opiniâtres doivent attirer l'attention des médecins et des directeurs des salles d'asile; elle peut causer des symptômes cérébraux qu'il importe de prévenir. Des lavemens légèrement purgatifs, composés d'eau de guimauve ou de son, et d'une demi-once de miel de mercuriale, servent à les combattre. On peut aussi recourir à des purgatifs doux, tels que le sirop de fleur de pêcher, le calomel, la rhubarbe, etc.

Nous devons parler ici des *vers intestinaux*. Il est assez difficile de dire avec précision les symptômes qui naissent de la présence de ces animaux parasites, et surtout de distinguer à quelle espèce ils peuvent appartenir, dans les différens cas. Il est inutile, au reste, de les décrire ici. En général, les signes qui annoncent la présence de ces vers intestinaux sont très équivoques, et l'embarras du médecin est souvent augmenté par la conviction inébranlable des mères qui, aux moindres signes, décident et soutiennent opiniâtrément que leurs enfans ne sont indisposés que parce qu'ils ont des vers. Nous ne voulons pas rappeler tous les symptômes qui passent pour caractériser la présence de ces animaux, car il n'en est pas un qui ne puisse se montrer dans toute autre affection; que la sagesse du médecin décide elle-même. L'obscurité de ce diagnostic est d'autant plus regrettable, que les vers peuvent déterminer une foule de maladies qui semblent n'avoir rien de commun avec leur présence; telles sont l'épilepsie, les palpitations, les convulsions, la manie, la danse de Saint-Guy, etc.

Les amers et les purgatifs sont les médicamens le plus genéralement employés contre les vers. L'huile de ricin, le semen-contra, la coraline de Corse, la tanaisie, sont de ce nombre. Le calomel répété plusieurs fois réussit très bien. Le sirop de M. Boullay est en vogue maintenant; il offre l'avantage de pouvoir être avalé avec moins de répugnance que tous les autres médicamens anti-vermineux. Si la présence des vers est compliquée de quelque autre affection; si l'on a pu reconnaître la présence du tœnia ou vers solitaire, il faut recourir tout de suite à l'ancienne méthode indienne, qui consiste à donner la décoction de l'écorce fraîche de la racine de grenadier, sans perdre le temps à essayer d'autres moyens si nombreux et d'un effet si douteux qui ont été proposés par les médecins.

Des maladies du nez, de la bouche, des yeux et des oreilles.

Les enfans qui ont eu le coriza ou le *rhume de cerveau*, ceux qui introduisent souvent leurs doigts dans le nez, sont sujets à avoir des croûtes qui bouchent le conduit nasal. Ces croûtes formées par le mucus desséché, lorsqu'on les détache souvent et avec les doigts, se reproduisent et deviennent toujours plus considérables. Il faut d'abord empêcher les enfans d'y mettre toujours la main. Des pommades doivent être employées pour combattre l'irritation de la membrane muqueuse du nez et pour la mettre à l'abri de l'air. La pommade de concombre, le cérat, l'huile d'amandes douces, conviennent à cet effet. Il est bon de rappeler ici que les directeurs doivent habituer les enfans à s'avertir lorsqu'ils ont à se moucher. Ces moyens peuvent aussi être employés contre la gerçure des lèvres, qui a lieu très fréquemment chez les enfans.

Les enfans sont sujets à avoir dans la bouche de petits tubercules auxquels on donne en général le nom d'*aphtes*. Ces aphtes sont de deux sortes ; ou il tiennent à une affection générale du canal alimentaire, ou ils constituent une affection purement locale, qui se borne à la bouche et aux gencives. Les premiers peuvent occuper les lèvres, le palais, le gosier, la luette, les amigdales, l'œsophage, l'estomac et tout le canal intestinal. Dans ce cas les tubercules sont blanchâtres, ronds, et de la grosseur d'un grain de chénevis. Ils peuvent être benins, confluens ou malins. Les symptômes varient en raison de ces différences. Un dévoiement plus ou moins considérable en est ordinairement le résultat. Ils réclament en général des soins qui ne peuvent être administrés dans une salle d'asile. Quant aux petits ulcères qui viennent à la bouche et aux gencives, il suffit de les laver avec des liqueurs astringentes faites avec du sulfate de zinc. On peut aussi, lorsqu'ils sont rebelles, les toucher avec un pinceau trempé dans de l'acide sulfurique étendu d'une assez grande quantité d'eau.

Le *muguet* diffère des aphtes en ce qu'il présente plutôt les caractères d'une exsudation blanche que d'une véritable éruption pustuleuse. Il est presque toujours précédé ou accompagné d'une rougeur plus ou moins étendue de la langue. La bouche est sèche et brûlante ; la déglutition des liquides est souvent pénible. Après deux ou trois jours les parties latérales du frein de la langue présentent des points demi-transparens qui ne tardent pas à devenir d'un blanc mat et luisant, et qui, réunis, finissent par former des plaques plus ou moins irrégulières et alongées. Le muguet s'étend ordinairement sur la partie interne des joues, sur les parties latérales de la langue, sur les gencives et jusque sur la voûte palatine, les amigdales, la luette et le voile du palais. On le trouve quelquefois s'étendant sur la paroi postérieure du pharinx. Dans certains cas l'exudation est très abondante et épaisse. Quand le muguet est accompagné de symptômes généraux, il est ordinairement compliqué d'une autre maladie. Lorsqu'il est simple, il offre peu de gravité. Le traitement local consiste à administrer des lotions mucilagineuses et adoucissantes qui peuvent être introduites dans la bouche à l'aide d'un pinceau de charpie ou d'une seringue à injection. Lorsque les croûtes sont très épaisses et tapissent tout l'intérieur de la bouche, on peut ajouter aux liquides mucilagineux un quart de la liqueur de Labarraque ou d'une solution de sulfate de zinc. Nous avons, dans ce cas, employé très utilement la cautérisation par le nitrate d'argent. Le traitement général doit se borner à une boisson très légère, rafraîchissante, telle que les infusions de violette ou une décoction d'orge perlée. De légers purgatifs peuvent être très utiles.

Parmi les maladies des yeux qui peuvent atteindre plus particulièrement les enfans, nous avons surtout remarqué *l'ophtalmie scrophuleuse*, qu'il ne faut cependant pas confondre avec la psorophtalmie, qui n'est jamais accompagnée de suppuration. L'ophtalmie scrophuleuse est habituellement sans fièvre, et elle attaque souvent les deux yeux à la fois. Les enfans qui en sont atteints ne peuvent supporter l'impression de la lumière la plus faible; leurs paupières sont gonflées, et fournissent une suppuration abondante. Ils éprouvent une sensation de picotemens très douloureux entre les paupières et le globe de l'œil. Les antiphlogistiques conviennent peu à cette affection. Les collyres stimulans sont plus utilement employés. La pommade de M. Jadelot a été suivie de quelques succès. La solution d'oxide de zinc empêche les paupières de se coller, et les glandes qui les bordent de fournir en aussi grande quantité cette matière épaisse qui agglutine les cils de l'une et de l'autre paupière. Les vésicatoires sont très peu efficaces, malgré l'emploi routinier qu'on en fait. Le traitement général doit être tonique et anti-scrophuleux.

La *psorophtalmie* n'est jamais accompagnée de suppuration. Dans cette affection, la chaleur locale est très vive, et l'inflammation se propage jusqu'à la cornée, où il se forme quelquefois des taies ou des taches qui obscurcissent la vue. Le traitement antiphlogistique doit être employé pour la combattre; on doit recourir à des émissions sanguines locales ou générales, selon les forces de l'enfant et les symptômes plus ou moins généraux qui accompagnent la maladie locale. On recommande dans certains cas la scarification des paupières; plusieurs médecins recourent à l'onguent de nitrate de mercure et à l'instillation dans l'œil de quelques gouttes de laudanum mêlées à de l'eau. Si la constitution scrophuleuse est dominante dans l'enfant malade, il faut donner à l'intérieur des infusions de rhubarbe, que nous avons employées quelquefois avec succès. Les vésicatoires derrière les oreilles sont des moyens trop généralement mis en usage, et dont la médecine routinière s'est malheureusement emparée; nous n'avons pas observé que leur emploi fût suivi de quelque succès, si ce n'est toutefois lorsque l'affection des yeux succède à la suppression d'une ulcération des oreilles. Nous laissons au reste les praticiens disposer selon leur expérience personnelle des moyens que la science met à leur service (1). Quant aux taies

(1) Il y a, rue Chanoinesse, à Paris, un dispensaire pour les maladies des yeux, dirigé par M. le docteur Carron de Villards, où les malades peuvent recevoir gratuitement des consultations et des médicamens, en s'y présentant tous les dimanches. Nous recommandons aux directeurs des salles d'asile de Paris, d'engager les parens à y conduire leurs enfans.

que l'ophtalmie laisse souvent après elle, elles sont quelquefois difficiles à faire disparaître; on peut, dans ce cas, employer avec succès, chez les enfans surtout, une solution d'un grain de sublimé dans quatre verres d'eau.

Parmi les maladies des oreilles les plus communes aux enfans, nous devons signaler ici la *suppuration des oreilles* et les *oreillons*. On sait que pendant les premières années de leur vie, les oreilles des enfans sont très sujettes à des ulcères. Il faut bien se garder de supprimer cet écoulement, car cette suppression pourrait donner lieu à de graves accidens. Il n'est pas rare de voir des maladies convulsives ou des affections intestinales très intenses succéder à cette suppression et emporter les malades en peu de jours. Il en résulte que les soins qu'exige l'enfant, dans ces cas, doivent se borner à des précautions de propreté, pendant l'écoulement, et à un vésicatoire à la nuque et au bras, si cet écoulement venait à cesser brusquement. Il arrive quelquefois que sa diminution ou la cessation de cet écoulement sont suivies de tuméfaction des glandes du cou, ou d'affections ophtalmiques; c'est dans ces cas surtout qu'il importe de recourir sans retard à l'action d'un vésicatoire. Quant à l'écoulement lui-même, il suffit de laver les parties avec de l'infusion tiède de guimauve, et d'appliquer sur les ulcères des feuilles de poirée avec du beurre. Mais s'il arrivait que l'ulcère causât beaucoup de douleur, il faudrait essayer des fomentations émollientes opiacées; et dans le cas où il dépendrait d'un vice dartreux, on ferait bien de prescrire à l'intérieur des médicamens propres à combattre cette affection.

On donne vulgairement le nom d'*oreillons* à l'engorgement des glandes parotides des enfans. Cet engorgement donne lieu à une douleur qui devient plus vive lorsque l'enfant opère le plus léger mouvement de la mâchoire inférieure. Deux causes produisent le plus souvent cette tuméfaction, la dentition et la suppression d'un écoulement d'oreilles. La première donne lieu à une irritation sympathique; la seconde est un de ces phénomènes morbides fort communs qui ne s'expliquent pas aussi aisément qu'on le voudrait. Un vésicatoire est conseillé daus ce dernier cas avec beaucoup de raison; on peut employer en même temps le traitement anti-scrophuleux si la constitution de l'enfant l'exige.

Il arrive quelquefois que les enfans éprouvent tout à coup dans les oreilles de vives douleurs qui tiennent à une irritation de la membrane muqueuse qui tapisse l'intérieur de ces organes. Cette irritation survient ordinairement à la suite d'un refroidissement et de l'effet d'un courant d'air sur la peau lorsqu'on est en transpiration. Dans ce cas il faudra avoir soin de rétablir promptement la transpiration supprimée au moyen de boissons diaphorétiques; il faudra injecter souvent dans l'oreille malade une décoction émolliente tiède. Lorsque la douleur d'oreille est compliquée d'odontalgie (mal de dents), elle est sujette à revenir souvent. Il faut alors recourir à l'extraction de la dent malade, si les moyens calmans ordinaires ne réussissent pas. C'est alors la muqueuse de la tromped'Eustache qui est plus particulièrement le siége de la douleur.

Des maladies nerveuses.

Parmi les maladies nerveuses qui peuvent atteindre les enfans des salles d'asile, il en est que nous devons particulièrement signaler. Ce sont les convulsions, l'épilepsie et la danse de Saint-Guy. *Les convulsions* peuvent dépendre de plusieurs causes. Il importe de savoir distinguer celle qui donne lieu à une de ces attaques. Quelquefois elles viennent à la suite d'une disposition de l'estomac, d'une indigestion; elles peuvent aussi être provoqués par la présence irritante de vers intestinaux. D'autres fois, elles peuvent dépendre d'une affection cérébrale; dans ce cas, elles sont toujours un symptôme grave. Les médecins seuls peuvent apprécier les causes diverses qui donnent lieu à ces mouvemens désordonnés qui peuvent se manifester dans plusieurs parties du corps. Quelquefois ils sont bornés aux muscles de la face et à ceux des yeux. Dans d'autres cas, ils se propagent aux membres supérieurs, et plus rarement aux membres inférieurs. Ils peuvent être de courte durée, et ne se montrer qu'à de longs intervalles. Les convulsions annoncent quelquefois une affection grave, longue. Entre les accès, les sens sont émoussés ou abolis, et les malades paraissent être frappés de stupidité. Ces accès demandent de prompts secours, et c'est à ce sujet que nous devons rappeler les recommandations que nous avons faites, en demandant que le poële fût disposé de manière à pouvoir faire promptement chauffer de l'eau, et que des baignoires fussent mises à la disposition des enfans. Les premiers remèdes à prendre consistent, lorsqu'un enfant a commencé à faire des mouvemens convulsifs, à le séparer aussitôt de ses camarades, et à le porter dans une pièce voisine, afin d'écarter l'influence de ces mouvemens sur leur sensibilité, et d'empêcher que quelques-uns d'entre eux en soient affectés (1). Les bains de pieds et de

(1) Les phénomènes *d'imitation sympathique* demandent à être sérieusement étudiés. Plusieurs affections, qui ont été regardées comme contagieuses, ont dû cette apparence à l'imitation sympathique que nous signalons. Elle provoque dans les personnes

mains, chauds et irritans, les cataplasmes de farine de moutarde appliqués aux extrémités, des applications froides sur la figure et sur le front, sont des moyens qu'on peut employer d'abord. Dans certains cas, où l'accès se prolongerait, il faudrait recourir à une apposition de sangsues derrière les oreilles. L'usage de boissons laxatives et relâchantes devra être conseillé dans tous les cas. Si les convulsions reviennent à la suite d'une éruption qui aurait disparu subitement, ainsi que cela arrive très souvent, il ne faudra pas hésiter à l'application d'un vésicatoire ou à l'emploi de la pommade épispastique derrière l'oreille. Nous ne parlerons pas des convulsions qui accompagnent le travail de la première dentition ; car les enfans, lorsqu'ils sont admis dans les salles d'asile, ont dépassé l'âge où ce travail a lieu. Quant au traitement à suivre dans les convulsions qui tiennent à des causes plus ou moins profondes, nos confrères sauront le mettre en usage, selon les circonstances.

qui sont témoins de quelques mouvemens, des conditions qui les font répéter dans toutes leurs variétés. On a vu dans des salles d'hôpitaux, plusieurs malades entrer en convulsion à la suite d'un accès dont ils avaient été témoins. Le bâillement qui est excité par la vue d'une personne qui bâille, est un exemple de cette imitation sympathique dont, nous le répétons, on n'a pas assez étudié les effets.

L'*épilepsie* est une maladie à laquelle les enfans sont d'autant plus sujets qu'ils sont plus jeunes; mais elle est en général moins rebelle chez ceux-ci que chez les autres. Comme les convulsions dont nous venons de parler, l'épilepsie tient à plusieurs causes qui les produisent plus ou moins directement. Elle peut dépendre d'un vice héréditaire; de fortes émotions peuvent aussi les faire naître chez des enfans irritables et sensibles; elle peut être occasionée par la répercussion de maladies cutanées, des dartres, des croûtes laiteuses, etc.; par la présence des vers dans les intestins, par de laborieuses et mauvaises digestions, par une altération du foie, par l'onanisme, etc. L'épilepsie la plus grave est celle qui est due à une affection du cerveau survenue spontanément, ou à une compression anormale exercée de quelques-unes des parties osseuses qui le contiennent. Le caractère principal des enfans épileptiques est une insouciance remarquable, alternant avec une morosité et une tristesse rares; leurs yeux sont hagards, leur regard est égaré, surtout dans les momens qui précèdent ou qui suivent les accès; ils se plaignent de vertiges, d'un froid glacial aux pieds et aux mains. Il arrive quelquefois que les enfans en sont frappés à l'improviste: au milieu de leurs jeux, ils tombent par terre, ils sont agités de convulsions presque toujours générales;

le visage pâlit, il s'altère, se crispe, la bouche blanchit d'écume; on entend grincer les dents; la tête se renverse, le cou se gonfle, la respiration est bruyante, le pouls petit, entrecoupé, irrégulier; la peau est froide. Après l'accès, il ne reste au malade aucun souvenir de ce qu'il a éprouvé durant l'accès, il est seulement triste, et comme hébété.

Le traitement de cette maladie doit varier avec les causes nombreuses qui lui donnent naissance. Nous ne pouvons pas entrer ici dans les détails que ce sujet réclamerait; nous devons laisser à nos confrères le soin de le diriger selon les indications qu'ils pourront recueillir dans les cas particuliers. Pour nous, nous nous bornons à répéter à l'égard de l'épilepsie la recommandation que nous avons faite pour les convulsions, en engageant les directeurs des salles d'asile à séparer l'enfant malade de ses camarades, dès les premiers symptômes. On devra le faire surveiller dans une pièce voisine, et le placer de manière à ce qu'il ne puisse se blesser pendant la durée de l'accès. Nous ne connaissons aucun moyen qui puisse le calmer ni l'arrêter; il n'y a donc, de la part des directeurs de l'asile, qu'à le surveiller avec soin. Les enfans atteints de cette maladie devront être traités avec douceur et indulgence, car la plus légère émotion peut donner lieu à une attaque.

La danse de Saint-Guy, ou la chorée, est une maladie très rare chez les enfans; elle ne cesse de l'être que de dix à quinze ans. Elle est appelée ainsi, parce que les malades ne peuvent marcher qu'en sautant et en courant; mais ce symptôme n'est pas le seul, et souvent même il manque tout-à-fait, il est remplacé par des mouvemens désordonnés, partiels ou généraux, du système musculaire, avec altération de l'exercice des facultés intellectuelles, sans fièvre. Les personnes atteintes de cette affection, au moment des accès surtout, éprouvent une grande difficulté à parler, elles se plaignent de maux de tête, d'étourdissemens; leur sommeil est agité; elles sont en général maigres, pâles et grêles. La frayeur, la colère, les contrariétés et les émotions vives, la masturbation, donnent souvent lieu à cette maladie. Elle se manifeste le plus souvent chez les enfans faibles, qui ont été sujets à des convulsions, et quelquefois chez ceux qui sont tourmentés par des vers.

Les symptômes qui précèdent cette bizarre maladie sont une sensation de fourmillement dans les membres, auquel succèdent quelques mouvemens convulsifs. Quand le malade essaie de marcher, il traîne le membre qui est le plus particulièrement affecté; s'il est en repos, le pied est agité en divers sens, le bras du même côté éprouve aussi des mouvemens désordonnés qui empêchent de saisir les objets. Quelquefois des mouvemens irréguliers se montrent dans les muscles de la face.

Nous ne dirons pas tous les médicamens qui ont été tour à tour préconisés et abandonnés par les praticiens les plus célèbres. Comme le traitement de l'épilepsie et des convulsions, il doit être dirigé par les médecins; ces affections permettent d'attendre leur visite habituelle, et nous ne devons donner ici que des conseils pour les cas d'urgence ou pour des maladies qui rendent moins nécessaires l'expérience et la sagacité des hommes de l'art. Toutefois, comme des praticiens habiles ont conseillé, pour la danse de Saint-Guy, des bains froids continués pendant vingt à trente jours, nous devons indiquer ce moyen qui peut être administré dans les salles d'asile (1).

Maladies des voies urinaires.

Il importe que les directeurs des salles d'asile connaissent, à quelques symptômes, la gravité de certaines maladies qui pourraient ne pas appeler leur

(1) Nous avons vu à Londres M. le docteur Elliotson, médecin de l'hôpital de Saint-Thomas, employer avec succès, dans la chorée, le carbonate de fer à hautes doses. Cette expérience, dont nous avons été témoin, a été faite dans une salle entièrement consacrée au traitement de cette maladie.

attention. Les *calculs urinaires* sont de ce nombre. Rarement ces formations calcaires ont lieu dans les reins, à l'âge des enfans dont nous nous occupons. C'est surtout dans la vessie qu'elles sont moins rares. Dans le premier cas, les malades éprouvent de cuisantes douleurs dans la région des reins, et on doit se hâter d'employer les moyens qui peuvent les calmer. Ces moyens sont les bains, les fomentations, les boissons mucilagineuses abondantes, la décoction de *pareira brava*, du raisin d'ours, à la dose de deux gros à une demi-once pour une pinte d'eau. Dans le cas où les pierres ou des fragmens de pierre seraient dans la vessie, les signes qui en annoncent la présence sont les suivans : les enfans n'éprouvent pas de douleurs dans les reins; ils n'urinent que goutte à goutte et en poussant des cris; ils sont tourmentés par une démangeaison qui les porte à mettre sans cesse la main aux parties génitales, surtout quand ils viennent d'uriner. L'urine coule plus facilement lorsque le malade est dans une position horizontale; quelquefois elle charrie un sédiment glaireux et sanguinolent; mais ces derniers symptômes ne se montrent que dans le cas où le calcul a acquis un certain volume. Il peut séjourner dans le vessie sans que rien semble annoncer sa présence; aussi est-il important de faire attention aux signes fugitifs qui peuvent faire soupçonner le commencement de cette affection, afin que le médecin en soit averti.

Nous croyons devoir signaler aussi l'*incontinence d'urine nocturne.* Cette disposition morbide se continue quelquefois chez les enfans jusqu'à l'âge de dix à douze ans; mais elle cesse le plus souvent après la seconde dentition. On doit donner aux enfans qui sont sujets à cette incontinence nocturne des bains froids très fréquens, mais peu prolongés; il est très bon de les réveiller dans la nuit et de les faire uriner, afin de leur faire contracter l'habitude de se réveiller pour satisfaire à ce besoin. Si l'enfant est faible, on devra lui donner quelques toniques amers, de l'oxide de fer, du vin pùr, du quinquina, etc. Pour les enfans chez lesquels cette incontinence persévère jusqu'à la puberté, on emploie avec succès les cantarides en poudre; mais ce moyen ne doit pas être mis en usage chez les enfans qui nous occupent. Les enfans qui sont sujets à cette disposition urinent souvent dans les salles d'asile, soit en dormant, soit même étant éveillés, sans quitter leur place, sans qu'ils paraissent s'en apercevoir. Il importe que le médecin en soit averti et qu'il prenne les mesures qu'il jugera propres à combattre les causes diverses qui peuvent produire cette incontinence. Ces causes peuvent être ou une très grande irritabilité de la vessie, ou une faiblesse du col de cet organe. Dans le premier cas, il prescrira des bains émolliens, des boissons émollientes, etc. Dans le second cas, il aura recours aux moyens toniques, excitans, généraux ou locaux, selon les circonstances.

D'après l'exposé rapide que nous venons de faire des affections qui peuvent atteindre les enfans des salles d'asile et dont le traitement est compatible avec leur présence dans ces établissemens et avec les exercices qui s'y pratiquent, il est facile de voir que plusieurs médicamens doivent être nécessairement mis à la disposition des médecins qui les prescrivent et des directeurs ou des parens qui les administrent. Dans les campagnes, il est nécessaire que ces médicamens se trouvent dans l'établissement même et qu'une petite pharmacie y soit mise à la disposition des personnes chargées de surveiller la santé des enfans. Dans les villes, cette précaution est moins nécessaire, quoique nous la regardions comme très utile. Dans le cas, toutefois, où l'on ne croirait pas devoir accueillir notre vœu à cet égard, il importe de faire un arrangement avec un pharmacien, de manière à ce que les frais ne s'élèvent pas trop, et que les médicamens soient livrés, sur l'ordonnance du médecin surveillant, à un prix inférieur au prix ordinaire. Pour éviter des dépenses trop considérables, et pour ne pas aller au-delà des devoirs imposés aux médecins des salles d'asile, qui consistent à ne pas regarder ces établissemens comme des hospices, nous devons faire connaître les médicamens parmi lesquels le médecin doit faire son choix dans ses prescriptions. Il en est un très grand nombre qui peuvent être conservés dans l'établissement, et il en est un petit nombre qui demandent à être préparés par un homme de l'art. Nous allons donner la liste de ceux dont il est difficile de se dispenser.

Substances qui doivent composer la pharmacie d'une salle d'asile.

Substances émollientes. Feuilles de mauve; racine de guimauve; farine et graines de lin; laitue; pommade de concombre; cérat ordinaire; huile d'amandes douces; on peut ajouter : orge mondé; gomme arabique.

Substances aromatiques. Feuilles de sauge, de mélisse, de serpolet, de romarin; racines et feuilles de fougère; fleurs de safran.

Substances révulsives. Vésicatoires par incorporation; farine de graine de moutarde; pommade verte; bois de garou.

Substances résolutives. Sulfure de potasse; savon blanc; hydriodate de potasse; sulfate de zinc; plantain; pétales de roses de Provins.

Substances narcotiques. Têtes de pavots; belladonna; jusquiame; opium brut.

Substances maturatives. Oignons de lys; poirée; onguent basilic; cérat de Gallien; fleurs de sureau.

Substances sudorifiques. Fleurs de bourrache; bouillon blanc; camomille; gayac.

Substances purgatives. Calomelas; miel de mercuriale ; sené ; jalap ; sirop de fleur de pêcher ; manne; rhubarbe.

Substances vermifuges. Semen-contra; mousse de mer; sirop vermifuge de Boullay.

Substances astringentes. Racines de grande consoude; rathania; acétate de plomb; onguent de céruse.

Substances anti-dartreuses. Racines de patience; fumeterre; racines de douce-amère; nitrate de mercure; extrait de gentiane; sulfure de potasse.

Substances anti-scorbutiques. Quinquina rouge; teinture et sirop anti-scorbutique; fécule de pomme de terre; houblon; extrait de gentiane; rhubarbe.

Substances pectorales. Fleurs de coquelicot, de violette, de mauve; figues grasses; réglisse; lierre terrestre; lichen; gruau.

Substances diurétiques. Chiendent; sel de nitre; crème de tartre; pariétaire.

Substances émétiques. Hypécacuanha en poudre et en sirop; tartre stibié.

Substances fébrifuges. Sulfate de quinine; quinquina orangé; extrait de gentiane.

Substances diverses. Miel, — sucre, — eau-de vie camphrée; deux séringues à clystères pour les prêter aux parens qui peuvent en manquer.

Nous croyons que cette liste contient toutes les substances qui doivent être mises à la disposition des médecins des salles d'asile, car la dépasser ce serait oublier l'objet de sa surveillance, qui est toute hygiénique, et le but de l'institution, qui est tout d'éducation soit morale, soit physique.

Nous croyons devoir terminer ce chapitre par un projet de réglement sanitaire qui nous semble présenter toutes les conditions nécessaires pour atteindre le but que nous nous proposons, et pour être utilement accepté par toutes les salles d'asile de la France.

PROJET D'UN RÉGLEMENT SANITAIRE DES SALLES D'ASILE.

ART. 1er. Chaque salle d'asile doit être surveillée par un médecin, lorsqu'elle ne réunit pas plus de cent cinquante enfans; elle peut l'être par deux lorsqu'elle en réunit un plus grand nombre.

Art. 2. Le médecin qui se consacre à la surveillance d'une salle d'asile ne fait pas partie du comité d'inspection; lorsqu'il y est convoqué, il doit s'y rendre; lorsqu'il a des communications à faire, il doit y être reçu.

Art. 3. Le médecin doit exercer sa surveillance sur toutes les circonstances qui peuvent influer directement ou indirectement sur la santé et sur le développement des enfans en général. S'il a un collègue, l'un des deux peut se charger de la surveillance des petits garçons, et laisser à l'autre la tâche de surveiller les petites filles, sinon le même les accomplira toutes les deux.

Art. 4. Il doit exercer sa surveillance sur les causes qui peuvent agir sur la santé et sur le développement de chaque enfant en particulier.

Art. 5. Dans sa surveillance, le médecin ne doit pas avoir pour objet le traitement de toutes les maladies qui peuvent atteindre les enfans de l'asile. Il doit ne soigner que celles dont le traitement est compatible avec leur présence dans la salle, et avec les exercices qui s'y pratiquent.

Art. 6. Le médecin ne doit pas oublier que le but de sa surveillance est de concourir à *l'éducation physique* des enfans, par tous les moyens que sa science et son expérience lui suggèrent.

Art. 7. Ce concours exige 1° des mesures purement hygiéniques; 2° des moyens thérapeutiques, c'est-à-dire des médicamens.

Art. 8. Les mesures hygiéniques doivent être exécutées par les directeurs de l'asile, et par les parens auxquels les directeurs donneront connaissance des recommandations du médecin.

Art. 9. Les moyens thérapeutiques doivent être indiqués par le médecin, et mis en usage par les directeurs et par les parens, comme il est dit dans l'article précédent. S'il s'agit de quelques petites opérations, il est bien entendu que le médecin seul doit les pratiquer.

Art. 10. Les médicamens qui peuvent être nécessaires sont en très petit nombre, et en général simples et peu coûteux. Une petite pharmacie, à défaut de pharmaciens qui les fournissent au prix coûtant, pourra être établie dans chaque salle d'asile. Cette pharmacie contiendra les substances nécessaires pour faire des tisanes, des bains, des lotions, des cataplasmes, des onguens, des fébrifuges et quelques légers purgatifs.

Art. 11. Tous les médicamens doivent être administrés à l'asile; il n'y a d'exception que pour ceux qui doivent être administrés le soir, la nuit ou le matin. Dans ce cas, ils ne seront remis gratuitement qu'aux parens les plus pauvres.

Art. 12. Tout enfant atteint d'une maladie qui doit le retenir hors de l'asile cesse d'être sous la surveillance du médecin; les médicamens ne pourront plus lui être administrés aux frais de l'asile. Il rentre dans la loi commune. Toute sollicitude qui s'étendra sur lui sera l'effet d'une bienveillance particulière à laquelle l'asile reste étranger (1).

(1) Nous avons dit que toutes les affections aiguës ou accompagnées de fièvre ne pouvaient être traitées dans les salles d'asile et ne sauraient par conséquent nous occuper ici.

Il est des accidens qui peuvent arriver aux enfans, soit à l'asile, soit dans le trajet qu'ils parcourent pour s'y rendre, et qui réclament les secours de la chirurgie. Tel sont des *luxations*, des *fractures*, des *contusions*, une *violente hémorrhagie*. Les directeurs doivent dans ces cas appeler sans retard un médecin. Si un enfant était pris subitement d'une épistaxis ou saignement de nez très abondant, on devra employer les moyens propres à l'arrêter, qui consistent surtout dans des applications froides, dans des compresses trempées dans l'eau glacée, sur le front, sur la tête, et dans des bains de pieds très chauds. Si cette hémorrhagie se renouvelle souvent chez un enfant, il faut que le médecin, à sa première visite, en soit prévenu.

Nous n'avons pas parlé des *tumeurs blanches* ni des *engelures*, qui sont des affections très communes chez les enfans. Lorsque les directeurs sont avertis que parmi leurs petits élèves il en est qui en souffrent, il doivent en prévenir le médecin de l'asile, qui emploiera pour les combattre tous les moyens convenables. Il en est de même pour certains écoulemens muqueux qui ont lieu quelquefois chez de très jeunes filles et qui demandent un traitement spécial propre à combattre l'irritation locale en même temps qu'à modifier la constitution presque toujours lymphatique de ces enfans.

CHAPITRE XII.

De la visite du médecin, et de l'ordre dans lequel il doit accomplir ses devoirs pendant les instans qui sont consacrés à cette visite.

Nous avons indiqué quelles sont les heures les plus convenables pour la visite du médecin. De midi à deux heures, ou de trois à quatre, les enfans finissent leur repas et sont en récréation. Ce sont les momens de la journée qui doivent être adoptés de préférence. Toutefois, à d'autres heures, la surveillance du médecin peut être très utile; car il doit aussi s'assurer si les divers exercices sont convenablement dirigés, ainsi que nous l'avons dit dans le chapitre précédent.

Dès que le médecin sera entré dans la salle, il devra d'abord lire, dans le livre des notes du comité d'inspection, les observations qui y auront été écrites dans la semaine, afin qu'il sache si son attention n'est pas appelée sur quelques détails qui concernent sa tâche; nous l'engagerons à agir ainsi, afin

12

qu'il soit à même de profiter de toutes les observations utiles, et de répondre à celles qui pourraient ne pas lui sembler bonnes.

Il commencera ensuite son œuvre de surveillance qui portera d'abord, selon l'ordre que nous avons suivi nous-mêmes dans notre exposition, sur toutes les dispositions matérielles qui intéressent directement ou indirectement la santé et le développement des enfans. Nous avons déjà indiqué quelles sont parmi ces dipositions celles qui doivent appeler son attention. Il doit examiner si la température est bonne, si les courans d'air sont empêchés, si l'air a été renouvelé, si les mauvaises odeurs ont été dissipées, etc. Nous ne reviendrons pas, pour tout le reste, sur ce que nous avons déjà dit. Les conditions de la saison et de l'atmosphère demandent des précautions que le médecin saura réclamer à propos et qu'il est inutile de lui rappeler.

Ses observations porteront ensuite sur les exercices qui auront été faits ou qui se font dans le moment de sa visite.

Il priera le directeur et la directrice de lui faire part des observations qu'ils auront pu faire sur l'état sanitaire de l'asile. Ceux-ci lui indiqueront ceux d'entre les enfans qui leur semblent réclamer plus particulièrement l'attention du médecin. Il devra les examiner successivement et avec soin; s'il en est qui sont menacés d'une maladie qui rende leur présence à l'asile impossible, gênante ou dangereuse, il les désignera au directeur ou à la directrice, qui en préviendront leurs parens. Quant aux autres, il préparera les moyens qu'il jugera convenable, dans les limites de ses attributions.

Il s'assurera si les moyens qu'il a indiqués dans sa précédente visite ont été mis en usage, et si ses conseils ont été suivis. Il appréciera les obstacles qui ont pu se présenter, il tâchera de les aplanir.

Il fera ensuite son examen particulier. Il verra si les vêtemens sont convenables ou s'ils ne le sont pas. Il fera part de ses observations au directeur ou à la directrice, afin qu'ils obtiennent des parens quelques sacrifices à cet égard. En cas où un enfant souffre évidemment pour une cause de cette nature, ou si un changement dans une partie de l'habillement lui semble nécessaire, les recommandations doivent être vives, pressantes et souvent renouvelées; car l'expérience nous a appris que ce que les parens refusent d'abord, ils finissent par l'accorder avec plaisir plus tard.

La propreté des enfans devra exercer toute sa sollicitude. Il devra faire laver à l'instant même ceux qui seraient sales. Les bains d'eau froide dont nous avons parlé déjà, ont surtout pour objet la propreté du corps, si nécesaire à la santé. Combien d'enfans qui restent plusieurs années sans que leur corps ait été lavé ! Plusieurs maladies cutanées sont dues à cette négligence. Il faut que les enfans s'habituent à se moucher et à s'avertir réciproquement de la nécessité de le faire. Des exercices communs peuvent même être indiqués dans le but de donner cette habitude.

Le médecin, avant de terminer sa visite, doit demander si dans l'asile il y a des enfans nouvellement admis, et les directeurs doivent toujours l'en avertir; il aura soin d'en faire l'objet d'une attention particulière. Il devra examiner toutes les parties de leur corps, afin de savoir si elles ne présentent pas quelques vices de conformation. Nous ne parlerons pas de la vaccine, car tout enfant, pour être reçu dans l'asile, doit avoir subi la petite opération. Toutefois il fera bien de s'en assurer lui-même. Il fera bien de demander des renseignemens sur les maladies, sur la profession, sur l'habitation, sur la constitution de leurs parens, renseignemens qu'il notera avec soin, parce qu'ils pourront lui être utiles plus tard. Il devra en un mot s'éclairer sur les causes qui peuvent prédisposer les enfans à des affections particulières afin de diriger leur éducation physique avec intelligence et succès.

Si quelques petites opérations sont nécessaires, il les fera lui-même, et s'il ne s'agit que de simples pansemens, il pourra les faire lui-même, ou indiquer clairement au directeur la manière dont ils doivent être faits. Il sera bon qu'il le fasse assister à tout ce qu'il fera, afin qu'il apprenne aisément à faire lui-même les choses les plus indispensables. Lorsque la visite sera terminée, avant de sortir, le médecin devra écrire sur le livre qui lui est destiné tout ce qu'il aura observé, toutes les recommandations qu'il croit devoir faire et tout ce qu'il a fait. Pour qu'il y eût une certaine méthode et que tout fût clair dans ces notes, il serait bon que dans un livre fussent consignés les résultats généraux de sa visite, et que dans un autre fussent désignés ses observations et ses avis touchant chaque enfant en particulir. Il nous semble qu'il serait très utile de séparer ces deux comptes-rendus, afin d'habituer le médecin à l'examen de tous les enfans. Il est d'ailleurs peu convenable de mêler tous les détails qui entrent dans cet examen aux notes qui concernent plus particulièrement l'état sanitaire de l'asile en général. Nous reviendrons au reste sur ce sujet.

Si le médecin croit devoir ne pas se borner à écrire ses observations, et qu'il juge convenable d'en présenter quelques-unes verbalement au comité d'inspection, il demandera, par une lettre, à y être admis, ce qui ne lui sera jamais refusé.

La visite doit durer une ou deux heures. Une visite longue et bien faite, quand elle serait moins souvent renouvelée, est beaucoup plus utile que deux, que trois, que plusieurs visites faites trop légèrement. Le médecin lui-même, pour qui le temps est toujours précieux, y gagnera beaucoup, car il se dérangera moins en accomplissant une bonne fois par semaine son devoir de surveillance, que s'il lui arrive de franchir souvent la distance qui le sépare de l'asile, pour accomplir son devoir très imparfaitement. Une visite par semaine peut donc suffire; mais, nous le répétons, elle doit être faite consciencieusement.

CHAPITRE XIII.

Résumé des avantages qui résultent, pour l'éducation morale, intellectuelle et physique des enfans, de l'institution des salles d'asile. Du devoir, pour le médecin, d'inscrire sur un tableau les résultats de ses observations sur les conditions physiques, les dispositions morales et les aptitudes intellectuelles des enfans.

Nous avons suffisamment démontré les heureux effets qu'on doit attendre de l'institution des salles d'asile, sur la moralité des générations nouvelles. L'enseignement moral exprimé sous mille formes, l'obéissance exigée dans toutes les circonstances, et devenant une habitude; des châtimens dont tous sont témoins et qui profitent à tous; une direction commune, constante, persévérante; tels sont les moyens qui assurent à l'institution des salles une puissante influence sur la moralité des enfans. Des exercices variés propres à accroître l'énergie des aptitudes naturelles, telles que la mémoire, la comparaison, la perception des objets, de leurs propriétés, de leur nombre, et réglé de manière à ne pas trop exciter les cerveaux jeunes, faibles des enfans; des jeux qui les exercent, par l'imitation, au chant, à la parole, à l'écriture, sans aucun effort de leur attention; tels sont les moyens qui concourent à développer la jeune intelligence des enfans. Hors des salles d'asile, les enfans de parens pauvres languissent ou croissent abandonnés, sans entendre une seule parole d'enseignement moral, sans recevoir aucune direction propre à développer leurs aptitudes intellectuelles. Dans les salles d'asile, les enfans des pauvres reçoivent une éducation aussi bonne, meilleure peut-être, que celle qui est donnée aux enfans des riches.

Quant à l'éducation physique, il suffit de jeter un coup-d'œil sur la table des matières que nous avons traitées dans ce manuel pour être convaincu que non-seulement les enfans appartenant aux classes pauvres, et qui ne fréquentent pas les asiles, mais encore les enfans appartenant aux classes les plus aisées, sont l'objet de moins de soins propres à fortifier et à exercer leurs aptitudes organiques, soit intellectuelles soit musculaires. Dans nos salles, les enfans sont à l'abri des négligences causées par la misère et le travail des parens, en même temps qu'ils sont soustraits aux exagérations souvent funestes de la tendresse maternelle, et aux influences qui excitent et qui énervent leur sensibilité, dans les familles où règne l'opulence et l'oisiveté. Là, des habitudes qu'on n'aura jamais à combattre ou à regretter d'avoir permises, sont données à tous les enfans; là, ils s'habituent à la gaieté, à la joie, à la bonté, à l'obéissance, en même temps qu'on surveille leur nourriture, leur vêtement, leurs jeux, leurs exercices, leur constitution et leurs aptitudes morales et intellectuelles. Ailleurs, on les habitue à la contradiction, aux caprices, aux boutades, à l'indocilité en même temps qu'on surrexcite, sans en prévenir les écarts, leur sensibilité nerveuse, leur imagination précoce et leur susceptibilité, au point de faire de leur santé et de leur caractère une source intarissable de sollicitudes et de désagrémens qui rendront leur vie malheureuse. Nous signalons ce contraste avec une vive et sincère conviction, dans l'espoir de voir un jour des salles pour l'éducation de l'enfance réunir les enfans des classes opulentes et aisées, pour qu'ils y suivent en toutes choses les mêmes règles prescrites pour les salles d'asile.

Nous n'avons pas encore pu parvenir à avoir le chiffre exact de la mortalité comparée des enfans qui fréquentent nos asiles et de ceux qui ne les fréquentent pas. Nous croyons qu'il est du devoir des médecins des salles d'asile de s'entendre avec l'administration communale pour être à même de dresser tous les ans un tableau de statistique qui serait, nous en sommes certains, le plus éloquent plaidoyer en faveur de l'institution qui nous est si chère. Pour cela, il faudrait établir quelques catégories afin de donner au chiffre désiré toute l'exactitude possible. On pourrait, par exemple, inscrire dans une première catégorie les enfans des classes les plus pauvres, dont les familles sont admises aux bureaux de bienfaisance, et habitent une seule pièce, dans un lieu malsain et humide. Dans une seconde catégorie on pourrait inscrire les enfans qui appartiennent à des familles moins misérables, et auxquelles le travail procure le strict nécessaire. La moyenne de la mortalité de ces deux catégories pourrait être mise en parallèle avec le chiffre de la mortalité des enfans des salles d'asile, qui appartiennent indifféremment à l'une des deux, et qu'on réunirait dans une seule. On aurait ainsi, nous le pensons au moins, toute l'exactitude possible dans le chiffre recherché.

Quoiqu'un pareil travail n'ait pas encore été fait, nous sommes assez heureux pour pouvoir citer quelques mots *d'un fragment de statistique médicale de l'année* 1833, dans lequel un des médecins les plus distingués de Strasbourg, M. le docteur Bœckel, montre l'heureuse influence des salles d'asile sur la santé des enfans.

« A trois ans, les enfans fréquentent les salles d'asile. Là ils sont astreints à la propreté, ils obtiennent des vêtemens, etc. Aussi, depuis l'existence de cette institution, avons-nous pu remarquer une amélioration notable dans la santé, et non moins sensible dans la culture intellectuelle et morale (1). »

« La gale est très rare dans les salles d'asile, parce qu'on tient beaucoup à la propreté (2). »

Ces lignes de M. le docteur Bœckel qui a donné ses soins, pendant plusieurs années, à cinq mille pauvres de la ville de Strabourg, ont une grande valeur à nos yeux, car elles viennent à la suite d'un travail de statistique dans lequel l'exactitude et la précision ne laissent rien à désirer.

Nous avons encore à proposer à nos confrères des recherches qui nous paraissent devoir les intéresser beaucoup, en même temps qu'elles pourront servir les intérêts d'une science qui est loin d'être créée. Nous voulons parler des rapports entre les conditions physiques et les dispositions morales ou intellectuelles des enfans. Ils savent que ces rapports existent, qu'ils sont incontestables; mais ils savent aussi que l'on n'est pas encore parvenu à les décou-

(1) *Archives médicales de Strasbourg*, n° 6, pag. 455.

(2) Même recueil, n° 7, pag. 11.

vrir et à les établir d'une manière qui permette de conclure d'une apparence organique donnée à une aptitude morale correspondante. Gallien, suivi en cela par les écoles modernes de l'Italie, de l'Espagne, de l'Allemagne, et même dans nos écoles françaises, a établi la doctrine des tempéramens, doctrine qui assigne un groupe de dispositions particulières à chacune des apparences extérieures et générales qui constituent la constitution ou le tempérament d'un homme. Cabanis et Bichat ont cru découvrir dans de certaines inclinations naturelles l'influence des plexus nerveux et des viscères abdominaux et thoraciques. Gall et Spurzheim ont attribué à l'action d'un organe cérébral chacune des manifestations morales et intellectuelles. Fidèles à cette pensée, ils ont d'abord songé à savoir quelles sont les facultés fondamentales de l'homme; ils ont dû chercher à en découvrir les organes dans la masse encéphalique; et ils sont arrivés, telle est au moins leur prétention, à pouvoir établir trente-cinq organes correspondans à trente-cinq facultés primordiales. Ils sont allés plus loin, ils ont affirmé que ces organes, pouvant être reproduits par le crâne et lui imprimer des saillies ou des dépressions en raison de leur développement, sont les expressions infaillibles et palpables des dispositions morales et intellectuelles des hommes. Nous ne pouvons parler sérieusement de cette dernière prétention contre laquelle s'élèvent la connaissance la plus superficielle des rapports du crâne avec le cerveau et une facile expérience de tous les instans. Lavater a analysé l'expression involontaire des figures humaines, et s'est élevé par cette analyse à des données plus empiriques que physiologiques, sur la loi des rapports entre les aptitudes morales et intellectuelles d'un homme et sa physionomie. Il a, en un mot, ressuscité l'empirisme physiognomonique qui s'était anciennement allié à l'astrologie et à l'art divinatoire, et qui avait donné lieu à des axiomes dont plusieurs sont devenus proverbiaux (1).

Toutes ces doctrines diverses nous semblent être également fausses. Toutefois, il y a dans chacune d'elles quelques approximations vraies qui sont mêlées à des erreurs et à des extravagances de toute espèce. Nous croyons que le médecin des salles d'asile doit profiter de l'occasion formelle qui lui est offerte pour faire toutes les observations et prendre note de toutes les circonstances qui peuvent

(1) Nous avons entre les mains un livre imprimé à Venise en 1546, écrit trois siècles auparavant, sous le règne de Frédéric Barberousse, à qui il est dédié, et intitulé : la *Physionomia laqual compilo maestro Michael Scotto, à prieghi di Federico Romano Imperatore uomo di gran scientia.... e comprende cose secrete della natura, bastanti ad ogni astrologo.* Ce singulier livre renferme des observations très remarquables.

vérifier, modifier, ou anéantir les données auxquelles le charlatanisme scientifique a pu donner un certain crédit. Les observations qu'il aura recueillies, dans le cas où il n'aura pu arriver à aucun résultat scientifique, pourront servir à diriger l'avenir des enfans; car ces observations, représentant fidèlement les dispositions morales et intellectuelles et les conditions physiologiques de chacun d'eux, deviendront un compte-rendu que les instituteurs des écoles primaires et les parens pourront consulter avec fruit. S'il parvient à découvrir quelques rapports constans entre ces deux ordres de manifestations, il en fera l'objet d'un examen qui pourra exercer une grande influence sur les progrès de la science de l'homme.

Pour atteindre ce but, le médecin doit inscrire sur un tableau 1° les noms, l'âge, l'apparence générale ou le tempérament, la profession, les maladies habituelles, les mœurs, et la position de fortune des parens; 2° le nom, l'âge, l'apparence générale et les maladies habituelles des enfans; 3° les observations de la directrice sur les inclinations, le caractère, les habitudes, les vices, les qualités morales et les aptitudes intellectuelles de chacun d'eux; 4° la conformation extérieure de la tête et du crâne, les traits de la physionomie et les conditions physiologiques, et les remarques exactes qui peuvent résulter de ces observations; 5° les progrès obtenus, les modifications survenues dans les aptitudes intellectuelles et dans les dispositions morales par l'effet de l'éducation; 6° enfin les rapports de ces progrès et de ces modifications avec les changemens qui ont pu survenir dans la conformation extérieure et dans le tempérament.

Tel est le plan d'études que nous proposons à nos confrères, et que nous nous proposons de suivre nous-mêmes, persuadés que dans des faits de cette nature, si nombreux, si compliqués, si obscurs, on ne pourra jamais arriver à une loi un peu générale sans de longues et persévérantes observations. Les enfans des salles d'asile nous semblent être dans la meilleure condition pour donner à ces observations une grande précision. A l'âge où on les y reçoit, ils sont encore dans les conditions que la nature leur a faites, les influences extérieures ne les ont que très faiblement modifiés. Or, nous sommes convaincus qne ces influences, soit en agissant sur l'esprit, et par l'esprit, sur les organes, soit en agissant directement sur l'organisme nerveux lui-même, amènent un changement incontestable dans les formes primitives, qui seraient restées les mêmes si l'enfant eût été soustrait à ces influences, et s'il eût été livré à lui-même. C'est ce qu'on voit, même à un âge avancé, chez les personnes dont la physionomie exprimait des dispositions peu sympathiques, et qui sous l'influence d'un revers, d'une grande affliction, d'une influence religieuse, prennent une expression plus douce, plus sympathique qui ne les quittera plus. Chez les enfans cette puissance d'un sentiment sur l'organisme est très grande; et c'est parce que cette influence est très grande que nous pouvons affirmer que l'éducation chrétienne non seulement dirige d'une manière heureuse les aptitudes morales et intellectuelles de l'enfant, mais encore qu'elle porte son influence jusques dans les profondeurs de l'organisme, influence qui se manifeste par l'attitude, par le geste, par la physionomie, par l'accent, et qui ne saurait produire ces résultats qu'à la condition d'agir sur toutes les molécules organiques. Tel est l'empire de l'éducation sur l'homme! C'est cet empire que les matérialistes modernes s'acharnent le plus à combattre; c'est cet empire que les philosophes du dix-huitième siècle ont méconnu en le faisant dépendre des sensations, et en confondant les notions venues par les sens avec les enseignemens donnés à l'esprit de l'homme par la parole et par l'exemple. Il est donc certain que les enfans des salles d'asile doivent être pour le médecin philosophe un sujet d'intéressantes études.

Pour que le médecin ne s'égare pas dans ces recherches, il faut qu'il s'habitue à regarder les formes extérieures du corps, celles de la physionomie surtout, les gestes, l'attitude, les allures, le regard, comme des expressions fatales, involontaires, automatiques, et en quelque sorte comme l'enveloppe matérielle du sentiment qui tend à dominer dans un homme et à constituer ce qu'on appelle le caractère, soit individuel, soit de famille, soit national. Il faut qu'il soit convaincu que lorsqu'un sentiment a été donné à l'homme par l'éducation, il appelle son expression avec la même force, et c'est en appelant ainsi son expression propre qu'il parvient à maintenir, entre des hommes vivans dans des climats différens et au milieu de circonstances complètement contraires, à travers les époques les plus diverses, une ressemblance que rien ne peut effacer; celle par exemple qui distingue la nation juive, qui est partout et nulle part, qui n'existe que par l'éducation identique que reçoivent tous les juifs dans toutes les contrées du monde. Lorsque l'expression manifeste un sentiment égoïste, hostile aux autres, elle donne naissance, dans un homme sympathique, à une imitation instinctive qui fait répéter dans son organisme les mouvemens dont il est témoin, qui cause une impression très pénible et très difficile à définir, connue sous le nom d'antipathie. Lorsque le sentiment est bienveillant, bon, l'expression qui le manifeste donne naissance, dans un homme sympathique, à une imitation instinctive qui fait vibrer dans tout son être le mouvement expressif dont il est témoin, et il en résulte pour cet homme une impulsion très douce, très bienveillante, connue sous le nom de sympathie. Que le sentiment chrétien domine un homme, l'expression qui le manifestera sera réglée par la volonté, sévère ou bienveillante; elle ne sera pas involontaire, elle changera selon les circonstances, elle sera sous l'empire de l'esprit, elle tendra néanmoins à être bienveillante toute les fois que la morale ne la forcera pas d'être sévère. C'est ainsi que l'éducation morale parvient à dominer et à modifier l'expression naturelle en la plaçant sous l'influence de l'esprit.

Ce n'est pas seulement par les formes extérieures, par la physionomie, par le regard, par les gestes, par l'accent, mais encore par les essais de peinture, de sculpture ou de chant, que l'on peut connaître les dispositions morales des enfans, car ces essais sont provoqués souvent par le besoin d'exprimer un sentiment dominant, en lui donnant une expression humaine. Mais comme ces moyens d'expression ne sont pas propres aux enfans des salles d'asile, nous nous bornerons à les signaler. Nous recommandons aux médecins de tenir compte de cette aptitude remarquable qui porte l'homme à exprimer par toutes les formes de son corps le penchant ou le sentiment qui le domine et qui constitue son caractère ou son impression du moment. C'est en cherchant à établir les rapports exacts qui existent entre un sentiment et l'expression qui lui est propre que l'observateur pourra peut-être déchirer un coin du voile qui cache les mystères de l'organisation dans les manifestations instinctives et intellectuelles de l'homme.

Si l'on comprend combien l'instinct d'imitation sympathique est un puissant moyen de communiquer les sentimens, de faire aimer ceux qui sont bons et de faire haïr ceux qui sont mauvais, on nous pardonnera de nous être étendu sur ce sujet, et d'avoir trop longuement peut-être occupé nos lecteurs de l'instinct d'expression dont l'homme est doué. Qui ne conçoit combien grande doit être la sagesse des personnes chargées de l'éducation des enfans dans la recherche des moyens qui peuvent faire imiter l'expression d'un sentiment moral et dans l'éloignement de ceux qui peuvent faire imiter l'expression d'un penchant égoïste!

Que les médecins et les directeurs des salles d'asile, unis dans une pensée commune, ne négligent aucun moyen de connaître les secrètes inclinations des enfans et de les combattre avec prudence, persévérance et sagesse. Ils auront contribué, dans la sphère de leurs attributions, aux progrès de la société, de la morale et de la science.

FIN.

TABLE DES CHAPITRES.

CONTENUS DANS CE VOLUME.

INTRODUCTION.

Appel aux hommes de bonne volonté, en faveur des salles d'asile de l'enfance. Page 1

CHAPITRE PREMIER.

Caractère de l'institution des salles d'asile. But et plan de ce Manuel. 19

CHAPITRE II.

Coup d'œil très rapide sur les phénomènes de l'organisation humaine, comparés avec les facultés de l'ame, et envisagés sous le point de vue de l'éducation. 24

CHAPITRE III.

Principes qui doivent diriger les médecins dans leur surveillance des salles d'asile. 34

CHAPITRE IV.

Des attributions et des devoirs spéciaux des médecins des salles d'asile. 43

CHAPITRE V.

Des dispositions matérielles des salles d'asile en général, et des modifications que le médecin doit y appeler, dans l'intérêt de la santé et du développement des enfans. 53

CHAPITRE VI.

De la disposition des heures de la journée dans les salles d'asile, et de la surveillance que le médecin doit exercer sur l'exécution des dispositions réglementaires. 61

CHAPITRE VII.

De la propreté et des vêtemens des enfans dans les salles d'asile. De l'air et de la température. 70

CHAPITRE VIII.

De la nourriture des enfans dans les salles d'asile. 82

CHAPITRE IX.

Des exercices propres à développer le système musculaire des enfans. Des mouvemens, du chant, de la parole et des exercices gymnastiques. 97

CHAPITRE X.

Des exercices qui agissent sur le système nerveux, et qui servent à développer la sensibilité et l'intelligence. 112
Du tact et du toucher. 118
De l'ouïe. 120
De la vue. 123
De l'odorat. 127
Du goût. 128

CHAPITRE XI.

Des affections que les médecins peuvent traiter dans les salles d'asile, et des médicamens qui doivent composer la pharmacie de ces établissemens. Projet d'un réglement sanitaire des salles d'asile. 131

Des affections scrophuleuses. 134
Le rachitis. *id.*
Affection scrophuleuse des glandes lymphatiques. 135
Le carreau. 137
Spina ventosa. 138
Des affections cutanées. 139
La croûte laiteuse. *id.*
Les dartres. 140
La teigne muqueuse. 141
La gale. 142
La vermine. 143
Des maladies des voies aériennes.. *id.*
Le coryza ou le catarrhe nasal. *id.*
L'angine. 144
Le catarrhe bronchique. *id.*
Le catarrhe suffocant. 145
Le spasme aigu de la poitrine et du larynx. 147
La coqueluche. 148
Des maladies des voies digestives. 150
Les vomissemens. *id.*
La diarrhée. *id.*
Les indigestions. 151
Les vers intestinaux. 152
Des maladies du nez, des yeux et des oreilles. 154
Les croûtes qui se forment dans les narines. *id.*
Les aphtes. 155
Le muguet. *id.*
L'ophtalmie scrophuleuse. 157
La psorophtalmie. *id.*
La suppuration des oreilles. 159
Les oreillons. 160
Les douleurs d'oreilles. *id.*
Des maladies nerveuses.. 161
Les convulsions. *id.*

L'épilepsie. 162

La danse de Saint-Guy. 164

Maladies des voies urinaires. 167

Les calculs qui ont lieu dans les reins. 168

Les calculs qui se forment dans la vessie. *id.*

L'incontinence d'urine. 169

Les luxations, les fractures, les contusions et les hémorrhagies, voyez la note, page 176

Les tumeurs blanches, les angelures et l'écoulement vaginal. *id.*

Substances qui doivent composer la pharmacie d'une salle d'asile. 171

Projet d'un réglement sanitaire des salles d'asile. 173

CHAPITRE XII.

De la visite du médecin, et de l'ordre dans lequel il doit accomplir ses devoirs pendant les instans qui sont consacrés à cette visite. 177

CHAPITRE XIII.

Résumé des avantages qui résultent pour l'éducation morale, intellectuelle et physique des enfans de l'institution des salles d'asile. Du devoir, pour le médecin, d'inscrire sur un tableau les résultats de ses observations sur les conditions physiques, les dispositions morales et les aptitudes intellectuelles des enfans. 183

ERRATA.

Page 17, ligne 10, au lieu de *sur la liste des lois*, lisez : *sur la table des lois.*

Page 72, ligne 19, au lieu de *maladie pulvérulente*, lisez : *maladie purulente.*

Page 44, ligne 4 de la note, au lieu de *la toile du palais*, lisez : *le voile du palais.*

Page 178, ligne 10, au lieu de *dans le chapitre précédent*, lisez : *dans le chapitre sixième.*

www.ingramcontent.com/pod-product-compliance
Ingram Content Group UK Ltd.
Pitfield, Milton Keynes, MK11 3LW, UK
UKHW021042200726
13857UKWH00003B/766